U0098901

金塊📖文化

Astaxanthin

蝦紅素奇蹟

增訂版

你的健康密碼

王渝中 ◎著

目錄

自序 *8*

增訂版序 *10*

第1章 **衰老、死亡和自由基理論** *11*
- 什麼是人類生命的極限？
- 什麼是自由基？

第2章 **什麼是氧化？為什麼要抗氧化？** *21*
- 我們要追求「理想的氧化」
- 蝦紅素是人類追求健康長壽的終極密碼

第3章 **超級抗氧化物蝦紅素**
──緣由、名稱及稀奇的特性 *24*
- 抗氧能力超強，是維他命C的6000倍、維他命E的500倍
- 神奇的蝦紅素能夠進入腦部及眼睛

第4章 **什麼人需要蝦紅素？** *35*
- 任何成年人都需要蝦紅素
- 蝦紅素有助改善腦部疾病

第5章 **健康是每個人生命中最寶貴的財富！** *41*
- 健康乃生命之本

CONTENTS

第6章 健康密碼──蝦紅素 *45*
- ● 人要健康長壽就要抗氧化
- ● 蝦紅素是對抗自由基的主要維生素
- ● 風行美國及日本
- ● 可改善情緒的快樂小丸子

第7章 蝦紅素是眼睛的好幫手 *49*
- ● 蝦紅素改善了視力的清晰度
- ● 針對乾眼、近視、老花、白內障有快速緩解功效

第8章 愛美人士的必備品 *56*
- ● 蝦紅素是皮膚的天然保護傘
- ● 蝦紅素能使容貌姣好

第9章 健美運動愛好者的必備品 *61*
- ● 蝦紅素能急速緩解運動傷痛及疲勞
- ● 蝦紅素能增加運動持續力、增強肌肉力量

第10章 蝦紅素可以防止腦中風及心肌梗塞 *65*
- ● 蝦紅素能夠對抗三高
- ● 蝦紅素能增加體內的HDL（好膽固醇）及降低三酸甘油脂

第11章 減肥瘦身的必備品 *68*
- ● 蝦紅素可以瘦身
- ● 蝦紅素可以使身材健美

目錄

第 12 章

蝦紅素的其他預防及輔助治療功能 72

- 改善腸胃幽門螺旋桿菌、胃酸過多、胃潰瘍及胃食道逆流
- 防禦癌症及抑制腫瘤
- 加強人體免疫力
- 抵抗糖尿病與腎臟病
- 抑制發炎及感染
- 對牙齦發炎有強烈保護作用
- 可增加男子精蟲數量與活躍性及女子受孕率
- 可緩慢改善毛髮變回烏黑
- 可淡化及去除黑斑
- 可增強肝臟、腎臟、膀胱及攝護腺的功能
- 可預防腦部神經疾病
- 可緩解風濕性關節炎
- 可緩解後腰疼痛、關節痛
- 可緩解時差綜合症
- 可改善睡眠品質
- 可改善或根除長期便秘
- 可改善或根除四肢麻痺

第 13 章

服用蝦紅素需要注意的事項 100

- 任何健康法則，必須持之以恆方能見效
- 服用需達到相當劑量，才能產生作用
- 同時要注意攝取均衡的營養

CONTENTS

第 14 章 怎樣選擇蝦紅素產品？ *108*

- 一定要選對產品，必須是由雨生紅球藻（haematococcus pluvialis）萃取
- 不要採用人工合成的產品

第 15 章 服用蝦紅素後的反應過程 *115*

- 必須要過的關卡：暝眩反應
- 副作用是永久性的，而暝眩反應則是暫時的
- 暝眩反應：蜜月期→排毒期→酸痛期→倦怠期

第 16 章 蝦紅素乃萬補之源 *132*

- 簡單的說，若是不使用蝦紅素來抑制自由基，僅是服用其他的補品，則再怎麼補也是「收效甚微」

第 17 章 商界對蝦紅素的應用 *148*

- 內服外用合併效益大

後記 *150*
參考資料 *152*

自序

　　蝦紅素（Astaxanthin），又名「藻紅素」或「蝦青素」，這個在歐美及日本頗為風行的營養素，又被人稱為「超級維他命」（超級維生素）或「維他命X」。它雖然在1938年就被發現了，但一直沒有被重視，1975年發現了它的化學分子式，並成功「人工合成」了蝦紅素。本來僅大量被用來作為紅色染劑及採用於養殖業上的蝦紅素，到了2001年，才有公司製作出第一顆給人吃的蝦紅素。

　　基本上，它是人類有史以來所發現的「最強抗氧化物質」，能夠中和人體內部的自由基，改善人體的健康，使人長壽。而蝦紅素真正在歐美及日本火紅的原因是：大量文獻及實驗報告證明它是極端安全，並且有效力的抗氧化物質。在人體的應用上前景無限，目前還沒有任何其他物質能超越它的抗氧能力。

　　蝦紅素主要的研究工作，是1990年左右由日本科學家開啟的。剛開始的研究重點，是其在皮膚美容方面的功能，後來才陸續發現了一連串的其他功能。接著歐美科學家們也陸續加入了研究。至目前為止，已累計有三至四千篇學術研究報告。人體實驗則是從2000年之後才緩慢進行的，蝦紅素的真正風行，也不過數年之間的事。

　　我首先接觸到蝦紅素，是同學李漢忠的介紹。他在吃了兩星期後，告訴我對眼睛很有幫助，便拿了兩瓶給我。我本以為蝦紅素是

大量用在養殖業的營養素，比如水產及家禽等等，但抱著對老同學的信賴，乃姑且一試。我吃了三天就感覺視力有進步，覺得這維生素真是能立竿見影，於是產生了對此產品研究的興趣。

我本來對於任何維生素（維他命），均採取一種懷疑及排斥的態度，因為不斷的從媒體上看到一些負面消息。記得好幾年前，看到《紐約時報》的一篇報導說：在英國一個六千人、追蹤了十二年的實驗，證明維生素對於人體並無好處，反而會縮短人的壽命，那個實驗採用的是最有名的多種維他命。

《見證蝦紅素──你的健康密碼》（增訂版為《蝦紅素奇蹟──你的健康密碼》）這本書是從一個蝦紅素使用者的觀點，介紹它的功能，是一本非學術性，非專業性的作品。雖然在寫書的過程中間，我也參閱了大量2010年前後的書籍、論文及發表在專業雜誌上的報告，但是我無意將此書變成專業文章。本書所有的參考資料均列在最後數頁。

此書僅以使用蝦紅素所得到的心得，及研究此維生素所獲取的資訊與大家共享。因為我深信這是一個優秀的維生素，對我們人類健康將有極大的助益。我個人受益匪淺，希望能借此書，介紹給所有關心健康的朋友們，讓大家都能獲益，達到健康長壽，快樂人生的目標。

增訂版序

　　本書初版在2015年春發行，至今已兩年多了，在過去的兩年多中，有不少讀者來信，多半是問有關蝦紅素產品方面的問題，我也已一一回答。另一方面，我受邀參加了一些廠商的蝦紅素產品發佈會，能有機會和國內外的專業人士做些交流，感覺非常高興。在這次的增訂版內，不但增加了新的一章「蝦紅素乃萬補之源」，同時也增加了我個人服用蝦紅素兩年來的心得。書中好些地方做了些修改，書的主旨並沒有改變，僅在新的一章中略為談及維生素的攝取。

　　在新增的一章「蝦紅素乃萬補之源」中，主要是表達任何人保養身體都必須使用蝦紅素來打好基礎，否則「自由基」將使進補無法達到預期的效果。因為「自由基」是衰老患病的主因，而蝦紅素則是其最大的剋星。我們養生保健，即使是僅僅使用蝦紅素，而不再添加其他任何維生素，其目的可能已經基本達到。

　　避免疾病的原則僅是「均衡的飲食」及「適當的運動」而已。均衡的飲食就能帶來均衡的營養，人體細胞有了充足的養分就能正常運作，人體自生的抵抗力是預防疾病的最佳防護。期盼本書能為讀者的健康做出貢獻，我也會繼續關注蝦紅素的最新研究動態，和讀者交流及分享。

第 1 章

衰老、死亡和
自由基理論

● 什麼是人類生命的極限？

● 什麼是自由基？

「一出生便邁向死亡」！德國存在主義哲學家黑格爾（Georg Hegel, Aug. 1770～Nov. 1831）的話好像有些令人驚心動魄，事實上卻是非常正確。人生就如白駒過隙，在這個宇宙形成變遷的歷史長河裡，人是何等的渺小又微不足道。我們只是到這世上來走一遭，遲早會死亡，但是怎樣活得健康快樂，是所有人追逐的目標。

到目前為止，世界上有超過三百種以上的衰老理論。但主流科學家們漸漸地同意哈門博士（Denham Harman, PhD, MD, Feb. 14, 1916～Nov. 25, 2014），在1956年所提出來的「自由基衰老理論」（Free Radical Theory of Aging）。 他們認為自由基的破壞，是使人衰老死亡的主要原因。

當哈門博士剛剛推出他的自由基理論時，並沒有多少人注意，看過他論文的人，也大多採取懷疑的態度。因為當時的科技，並不能證明自由基是衰老、病變及死亡的主因，也沒有今天先進的「電子自旋共振儀」（ESR, electron spin-resonance spectroscopy），能夠計量出自由基的數量。美國在1956年，正處在與蘇聯冷戰的高峰，政治氣氛是緊張的，試想，會有多少人關心什麼是自由基？

而這也使我聯想起，當法國的一位羅馬天主教士/天文學

家名叫Georges Lemaître（Jul. 17, 1894～Jun. 20, 1966），他在1927年就提出我們宇宙形成的「大爆炸理論」（Big Bang Theory），也沒有幾個人動容，一直到38年以後，在1965年，經過多年的觀察研究，證實了由大爆炸遺留下來的「宇宙微波放射熱殘留物質」（cosmic microwave background radiation），天文學家們才漸漸同意了宇宙大爆炸的理論。雖然直至今天，還是有相當多的問題未得到解答，就連宇宙大爆炸理論也無法解釋，但此一理論已被絕大多數太空天文學家認可，成為了今天宇宙形成的經典理論。

　　哈門博士，這位老先生到今天筆者寫此文時還活著❶，已經98高齡的他，可能是對抗自由基的一個活見證。他能活到如此高壽，是否在1956年便尋獲了他的青春之泉（The Fountain of Youth）？目前他還在美國內布拉斯加州立大學醫學中心（The University of Nebraska Medical Center）做研究，他自1995年起，

❶ 2014年春，在我開始寫這本書時，哈門博士仍然在世。我曾嘗試著聯絡他，計劃親自去向他請教自由基衰老理論，結果他的夫人海倫經由醫學院的秘書轉告說：哈門博士身體太弱，不宜見客。不幸地，他已於2014年11月25日在美國奧馬哈市湖濱醫院去逝，得年98歲又285天。在此，謹向這位「自由基之父」致上最崇高的敬意，他的理論開啟了人類長壽的大門。

六次被提名成為諾貝爾獎候選人，但是一直到今天還沒有獲得。

有人說，要得到諾貝爾獎，必須要活得很久很久才行；事實上，有很多獲獎者是死後才獲得的，因為他們實在等不及了。希望他能在有生之年獲獎，因為他的理論已經被廣泛的證明應用。雖然他的自由基理論對於某些現象還不能解釋，譬如轉化細胞及生殖細胞等等，但確實含蓋了極大部份老化病變的原理。他被人們尊稱為「自由基之父」，實是實至名歸。

根據哈門博士自由基的理論，我們必須抑制過量的自由基，減輕其對人體所造成的傷害，這是健康長壽的第一步。

假如將我們每個人的身體比喻成一個政權的話，那這個身體裡面的細胞，就是生活在這個政權裡面的人民。那麼自由基是什麼呢？自由基就是土匪強盜。本來人民都各司其職安居樂業，但這些土匪強盜卻去搶奪殘殺人民，弄得到處不得安寧，嚴重時會破壞政權的重要機制，譬如攻佔了首都，而使得這個政權滅亡。

這現象轉喻在人體上，就像是自由基引起了心血管梗塞，導致一個人的死亡。那蝦紅素以其超級抗氧化的功效，它所扮演的角色，就是超渡這群土匪強盜的高僧、道士和教士。當土

匪強盜被超渡以後，他們便改過自新不再作亂，也就是「放下屠刀，立地成佛」了，而這個政權也就能夠平安昌盛。但是就像所有政權一樣，不管曾經多強盛，總有一天還是會滅亡，只是時間上的問題。人的壽命也是一樣，我們總有一天會死亡。

　　什麼是人類生命的極限？推測人類生命極限的理論多如牛毛，但被大多數主流科學家們認可的理論之一是「細胞分裂論」。根據美國海佛力克（Leonard Hayflick）博士，在1961的研究，發現了細胞的生命極限。他的這個發現，在學術界被稱為「海佛力克極限」（Hayflick Limit）。他認為，人體有各種不同的細胞，各有其長短不同的壽命。但總體來說，一個細胞約可分裂40次至60次便會死亡，為什麼細胞只能夠分裂這麼多次呢？因為細胞每分裂一次，它細胞核內染色體（chromosome）底部的端粒（telomere）就會縮短一點，最後因為太短不能再分裂，就會死亡了。而細胞週期，這次分裂到下次的時間，約為二至三年。所以若取其平均值，即用人體細胞可分裂的次數（約50次）以及它們的週期（約2.5年），兩者相乘，就能推算出人類的生理自然生命極限約為125歲，即 50 x 2.5 = 125（年）。

　　世界上有官方正確記載，活得最久的女性是法國的Jeanne

Calment（1875～1997），她在1997年8月4日過世時，一共活了122年又164天，幾乎逼進了人類生命的極限。男性則為日本的木村次郎右衛門 Jiroemon Kimura（1897～2013），他在2013年6月12日去世時，一共活了116年又54天。

從生存期來看，應該還是女性占有優勢，足足比男性多了6年4個月左右。那麼，為什麼這個地球上，整體人類的期望年齡（life expectancy），根據聯合國國際衛生組織（WHO, World Health Organization）的統計，女人只有66歲，男人只有64歲？這個數字主要是被非洲拉下來很多，譬如說日本是最長壽的國

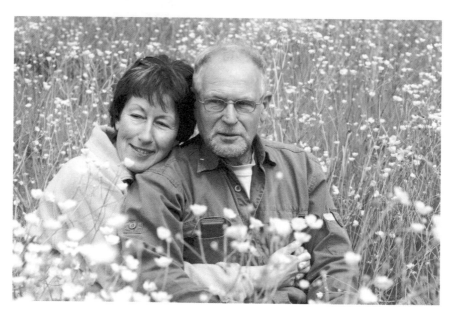

家，2013年女性為88，男性為81。而非洲的查得（Chad）男女合併卻只有49歲。但最可怕的數字，則是來至南非的自治邦史瓦濟蘭，一度只有38歲，這是因為他們受到愛滋病（HIV）的影響，全國1400萬人口之中，26%的人帶原，再加上極端高的嬰兒死亡率。這種現象在非洲國家中很普遍。

我在2014年春到非洲旅遊，從南非的約翰尼斯堡穿過史瓦濟蘭，再由莫三鼻克（Mozambique）的首都馬布圖（Maputo）回美的時候，就有這種強烈的感覺，因為走在首都馬布圖的馬路上，99%都是年輕人跟小孩，好像難得看見一個年齡較大的人，我轉身問旁邊的導遊：「怎麼在城裡好像沒有看見什麼老人？」他的回答真是令人吃驚，他說：「我們這裡沒有太多人活過50歲」。

人類在理論上可以活到125歲，但實際上並無一人達到此年齡，為什麼？科學家的答案是：因為病毒、戰爭、飢荒、天災、人禍、犯罪、意外、遺傳、朋友、心理與精神狀態、生活及工作壓力、個人感情和家庭問題等等，內在及外在的種種因素，影響了人的健康，而導致人的早亡。

人體之老化而最終導致死亡，根據哈門教授「自由基衰老理論」，是因為過多的自由基破壞了人體正常細胞的功能，進

而導致器官的病變失靈，乃致最終死亡。

人體本身原有清除自由基的自然機制，所以能處理合理數量的自由基。但是科學家發現，過多的自由基會引起身體老化病變及器官失靈。下面是有關自由基理論的特點：

1.自由基是人體新陳代謝的副產物，也可以從吃進的食物中產生不同數量的自由基。一根香煙入肚將會增加約1000萬億（即1後面加16個「0」或10,000,000,000,000,000）個自由基。油炸食物也會增加大量的自由基，吃了不佳的油品（2014年秋，台灣所發生的地溝油食安事件），亦會使身體內的自由基大幅增加。這些因素都會加重身體清除自由基的壓力。總體來說，自由基可由下列原因產生：

●呼吸、新陳代謝	●藥物、除草劑、殺蟲劑、
●香煙	洗潔劑等化學物質
●酒精	●細菌
●飲食中的脂肪	●寄生蟲
●空氣污染	●壓力
●陽光（紫外線）	●憤怒
●輻射線（X光）	●傷害
●病毒	

2.自由基對人體不全是壞作用，在病毒細菌入侵時，白血球會利用自由基來清除這些細菌及有害物質。

3.目前已知道過量的自由基會導致下列病症：心臟血管病、關節炎、癌症；腦部神經疾病，如老年癡呆症（dementia）、帕金森症（Parkinson's）、漸凍症（ALS，amyotrophic lateral sclerosis）、阿茲海默症（Alzheimer's）等病；眼睛疾病，如白內障、青光眼、黃斑部病變等等。亦能產生各種皮膚病、老年斑、皺紋等皮膚問題，更能夠在身體內外產生良性及惡性腫瘤。總體來說，會產生百餘種不同的疾病。

4.人體本來就有自己的防禦機制，以抗氧化酵素「超氧化物歧化酶」（SOD, superoxide dismutase）及其他抗氧維生素清除自由基。在30歲以前，基本上自由基是處於不斷產生與不斷清除的理想動態平衡之中，因此不需要擔心自由基會帶來傷害。

5.30歲以後，因為身體機能的退化，無法及時清除自由基，自由基漸漸形成老化及病變的主因，造成了對人體的傷害。當然，以上所說的30歲，只是一個大概的分界線，不是絕對的，實際的分界線也會因人而異。不過大約過了而立之年，身體的器官就開始在功能上打折扣，譬如到了70歲時，身體的功能便只有巔峰時期的30％了，這時候自由基便大行其道，到處去破

壞肆虐了。

　　6.自由基的種類很多，有些自由基對人體並無大礙，但約85%的自由基是屬於惡劣型的，具備損傷細胞的能力。

　　7.近年來科學界對自由基的研究突飛猛進，美國加州理工學院的教授齊威爾（Ahmed H. Zewail），近年曾來台訪問過，也因在這方面的貢獻，而榮獲1999年的諾貝爾化學獎。

第 2 章

什麼是氧化？
為什麼要抗氧化？

- 我們要追求「理想的氧化」
- 蝦紅素是人類追求健康長壽的
  終極密碼

　　根據科學家的定義，簡單的說，「氧化」就是使我們邁向死亡的一個過程。從生物細胞的層次來解釋，若是一個細胞被過度氧化了，則這個細胞便損傷了。

　　其實這是一把雙面刃。科學家知道，「氧化」是人體新陳代謝的一個必要過程，人必需要吸入氧氣才能存活，吸入氧氣才能使新陳代謝展開。但是氧化又使人向死亡邁進，而過度氧化更是導致快速死亡，所以氧化是個「必要的魔鬼」（The Necessary Devil）。 那麼，如何防止過度及過速氧化，則是今日科學研究的議題。 我們所要追求的是「理想的氧化」速度（The Ideal Oxidization），也就是使我們能夠活得最長久的氧化速度。既然科學已證明，自由基是人體過度氧化的元兇，那麼怎樣抑制自由基，使其不能猖獗的橫行霸道，則是研究的重要領域。

　　目前已經證明了，吃越多抗氧化食物的人群，身體健康情形就越好。那麼如何能夠找到一種物質，具有超級抗氧化能力，而且又是安全無毒的，同時必須價格低廉，能夠被廣大人群所接受，是一直被追尋的目標。

　　長白山上的野生人蔘有不錯的抗氧化能力，同時又能夠補氣，但是有幾個人能長期吃得起？現在經過三千多個專業研究報告，數百個大大小小的實驗，從試管，白老鼠到其他各種植

物，動物，一直延續到人體實驗，終於確定了這個營養素就是
——蝦紅素。蝦紅素正是人類追求健康長壽的終極密碼。

　　人類的抗老奮鬥，從有人存在就開始了。就像是一場賽
跑，在通往黃泉路上的這場競賽中，有一項有趣的規則，就是
不是比誰跑得快，而是比誰跑得慢，能越晚到達就是勝利者，
而目前的冠軍是法國的 Jeanne Calment，她以122年又164天寫
下了歷史，今天有誰能打破她在1997年創造的人類長壽的紀錄
呢？

第 3 章

超級抗氧化物蝦紅素 ——緣由、名稱及 稀奇的特性

● 抗氧能力超強，是維他命C的6000倍、
　維他命E的500倍

● 神奇的蝦紅素能夠進入腦部及眼睛

　　人類有史以來至目前為止，在自然界所能發現的最強抗氧化自然物質，就是「蝦紅素」。它的中文原名是「蝦青素」，後改稱「蝦紅素」，目前也有廠商稱之為「藻紅素」。而英文名字只有一個，就是Astaxanthin（發音是 asta-ZAN-thin）。

　　蝦紅素最早是在1938年由奧地利維也納出生的諾貝爾獎得主 Dr. Richard Kuhn（Dec. 3, 1900～Aug. 1, 1967） 從龍蝦體內發現的，他也因為發現了蝦紅素及對「類胡蘿蔔素」（carotenoids）的研究而獲得了諾貝爾獎。1975年英國化學家 Basil Weedon 和他的研究團隊，成功的用人工合成法（synthetic）合成了蝦紅素，並證明了它的分子結構。

　　實際上這種紅色物質，根據科學家的研究，在地球形成海洋後不久，自遠古以來，就儲存在一些水中的藻類裡頭，可是大部份時候是以青綠色呈現，這也說明原來被譯名為「蝦青素」的原因。當魚蝦螃蟹吃了這種藻類，就在牠們身上儲存了蝦紅素。譬如鮭魚、 鱒魚、龍蝦、螃蟹等等。一般在沒有受到陽光裡紫外線強烈照射的刺激，或者沒有被加熱時，它是以青黑色形象呈現。比如蝦活著的時候是青黑色，但是一經煮熟後便呈現紅色。這是因為包圍著蝦紅素

的蛋白質被破壞後，它便不能吸收光線裡的紅色光，紅色便呈現出來了。

有些鮭魚在活著時，身體上便有紅色，這與其長時間暴露在陽光紫外線下，而刺激了其體內的蝦紅素有關。另外紅鶴（flamingo）出生的時候是白色的，因為吃了水中藻類裡含有的蝦紅素，再加上太陽光紫外線的照射，才慢慢變成了紅色。

雖然天然的蝦紅素能夠從海藻、紅酵母、鮭魚、磷蝦、螃蟹及一般的魚蝦中獲取，但是研究人員發現最為有效和產量最豐富的來源是海洋中的一種藻類，中文名字叫做「雨生紅球藻」（haematococcus pluvialis）。在美國夏威夷群島的海域裡，就大量分佈著這種海藻。

由於夏威夷獨特優越的地理環境，這裡便成為天然蝦紅素的一個重要產地。大多數生產蝦紅素的工廠，均分佈在夏威夷四個島嶼中一個名字叫「大島」（Big Island）的上面，這附近的「雨生紅球藻」含有最高單位的蝦紅素，每公斤（即1000克）可產生高達30～40克。第二名則是我們熟悉的紅色酵母，但是含量只有它的五分之一，即每公斤產生8克，而我們所常食用的鮭魚僅僅含有它八千分之一的含量，但是鮭魚已經是所有水產動物中較高含量的物種，但略低於北極蝦（Arctic shrimp）及

磷蝦（krill）。

這種「雨生紅球藻」，在一年四季被夏威夷強烈的陽光紫外線照射下，為了保護自己，便用體內的蝦紅素來抵抗，漸漸變成紅顏色的海藻，而且居然可以長期在紫外線的直接照射及缺乏養分的惡劣生存環境下，存活達40年之久，於是便開啟了由「雨生紅球藻」中提煉蝦紅素的商機。

根據營養學的分類，蝦紅素是700多種「類胡蘿蔔素」（carotenoids）的大家族成員之一。這個家族的成員還包括了 β 胡蘿蔔素（beta carotene）、茄紅素 （lycopene）、葉黃素 （lutein）、玉米黃素（zeaxanthin）等等。它更是被公認為「胡蘿蔔素之王」，也被營養界譽稱為「維他命 X（維生素 X）」，它的抗氧化能力是維他命C的6000倍、CoQ_{10} 的800倍、維他命E的500倍、兒茶素的500倍、葉黃素的200倍、薑黃素（curcumin/turmeric）的50倍，β 胡蘿蔔素的10倍。

在這裡要附帶一提，根據醫學界的研究，在印度很少有人得帕金森症及老年痴呆症等腦神經方面的疾病，因為在他們的飲食中，有包括以咖哩為主的各種芳香原料，而咖哩中含有薑黃素，也是不錯的抗氧化物。醫生們發現，在印度有很多其他因細菌引起的疾病，但腦神經細胞病症很少，這可能與他們大

量使用如薑黃素一類的香料在日常飲食裡有關。但是蝦紅素的抗氧化能力又比薑黃素要更好，是它的50倍。同時它還有一個獨特的性能，就是它能夠通過血腦屏障及視網屏障，直接進入腦部及眼睛去中和自由基，進而達到保護腦部神經細胞及眼內細胞的目標。

在實驗上早已證明，蝦紅素雖然是「類胡蘿蔔素」的一支，但不像 β 胡蘿蔔素那樣，在體內被吸收後會轉變成為維他命A，多吃了會中毒。蝦紅素不會在體內轉成維他命A，所以沒有中毒的顧慮。

其次，美國喬治城大學（Georgetown University）醫學專家普瑞斯先生（Harry G. Preuss），在2001年對蝦紅素做了詳細的毒性研究，沒發現任何毒性。還有，總部位於瑞士巴塞爾的羅氏大藥廠（德語：F. Hoffmann-La Roche AG，簡稱 Roche），也對蝦紅素作了各式各樣的毒性測試，均無發現任何毒性。

另外一個擔心是，有些「抗氧化劑」用多了反而會轉變為「強氧化劑」，β 胡蘿蔔素就是其中之一。這使得在一次芬蘭的 ATBC 人體實驗（29000位吸煙者參加）必須中途叫停，因為服用 β 胡蘿蔔素的一組，反而比服用安慰劑的一組，得到肺癌及死亡的人數高出很多。後來發現，原來高量的 β 胡蘿蔔素，

居然從本來的「抗氧化」性質轉變為「超氧化」性質了。

　　這種情形也發生在美國本土的一個叫 CARET 的人體實驗（有18000位吸煙者參加），服用每日30mg的 β 胡蘿蔔素的一組，居然比服用安慰劑的一組，患肺癌的機率高出了28%，死亡率也高出了17%。這個出乎意料之外的結果，使醫生及科學家們非常驚奇的發現，並讓我們警惕到，在人體實驗上不能有一廂情願的想法。

　　以上的兩個實驗都在進行數年後，分別在1994及1996年叫停，但是傷害已經造成。這兩個人體實驗，不但害死了很多來參加實驗的吸煙志願者，也使一些本來不會得肺癌的吸煙者患上了肺癌。

　　但這種情形絕不會發生在蝦紅素的使用者身上，所有大大小小的人體實驗，不管加多少劑量，蝦紅素從來不會從「抗氧化劑」轉變成「氧化劑」，所以蝦紅素是絕對可以安心使用的營養素。

　　科學家發現，每個人都有所謂的「血腦屏障」。那麼什麼是血腦屏障？血腦屏障（blood brain barrier）是德國物理學家、醫學家及1908年諾貝爾物理及醫學獎獲獎人Paul Ehrlich（Mar.

1854～Aug. 1915），在1877年發表的實驗論文裡面首先提到。他那一年才23歲，這位才華橫溢，總共發表了一百多篇重要學術報告的科學家，發現用深藍色的染色劑，由靜脈注射進入被試驗的動物體內，在解剖後，藍色染劑到處都是，充滿了肌肉、五臟等所有器官，但不能夠進入中樞神經系統，即腦子加上脊椎。他發現了保護中樞神經的薄膜，保護腦子的則被稱為「血腦屏障」。經過醫學的持續研究，發現一般細胞、病毒及有害物質，根本無法通過此一薄膜，這也包括後來發明的抗生素在內。因為這些物質的分子結構太大，無法通過這層薄膜，所以腦部一旦有疾病才會那麼難對付。

　　人類出生時，腦部約有130億個神經細胞，之後便漸漸減少。科學家原來認為腦細胞是不能分裂增生的，若是被自由基破壞，細胞數量便會逐漸減少。不過在1998年，一個由美國普林斯頓大學 Elizabeth Gould 教授的研究發現，至少某些部位的神經細胞可以分裂增生。無論如何，蝦紅素能夠快速進入腦部去中和自由基，實為預防腦疾病的聖品。

　　蝦紅素和血腦屏障的關係，則可由下列小故事來說明：比方說一個人的大腦，就像是一個國家的皇宮，有嚴密的武裝軍士在守護，這些守護皇宮的軍士只讓有腰牌（通行證）者進

入，其他閒雜人等則一律不准進入。偏偏這時有盜匪（自由基）在皇宮裡作亂，於是一群有通行證的高僧、道士和教士（蝦紅素），便能進入皇宮去超渡這些盜匪，而保護了皇宮的安全，但其他人（細胞、病毒、抗生素、雜物質等）則因為沒有通行證，被軍士阻擋在宮門之外。這個能夠持有通行證，而被允許進入皇宮的特性，就是蝦紅素的奇特之處。

科學家所發現的另外一個特點是：蝦紅素也能通過視網屏障（blood retina barrier），按照英文好像應該譯為「血視屏障」才對，不過一般稱為「視網膜屏障」。這是另外一個一般物質均難以通過的障礙，我們的眼睛被嚴密的視網屏障薄膜所保護著，所以即使吃眼睛的補品，譬如葉黃素（lutein），最快也需要一兩個月才稍稍見效，可是蝦紅素卻能夠立即通過視網屏障，直接去對付眼睛裡邊的自由基，而使得視力快速改善，讓人有立竿見影的感覺。

由科學的觀點來說，蝦紅素並不是把自由基殺死，而是中和了自由基，使其穩定下來。科學家發現，自由基乃是極其不穩定的分子，因為它缺少一個電子，便去正常細胞中掠奪一個電子，當這個被掠奪的細胞失去了自己的電子，便也不穩定了，便又去掠奪其他細胞的電子，於是產生了連鎖反應，一發

不可收拾，就造成了傷害，嚴重時會使器官引起疾病。

這情形就好比強盜把善良百姓搶光，使得善良百姓無法生活，只好鋌而走險，也做起強盜去搶別的倒楣鬼了。而一些宗教人士則去安撫強盜，當他們碰到強盜時，要不就解除強盜的武裝，要不就拿財物給這些強盜，讓強盜們安定下來，不再去搶別人。

這裡的強盜當然是指自由基，而宗教人士就是蝦紅素，蝦紅素偏偏有多餘的電子可以給自由基，也能在某種情形下掠取自由基的電子，而將自由基擺平。一般的維生素，譬如維生素C或E也有中和自由基的能力，但它們是以一對一，即一個分子僅僅能中和一個自由基。但蝦紅素卻能幹多了，首先它抗氧化能力是維生素C的6000倍及β胡蘿蔔素的10倍，中和自由基的能力是維生素C的65倍及β胡蘿蔔素的54倍。同時它可以以寡敵眾。

實際上，當蝦紅素去擺平自由基的時候，是利用電子所形成的電子雲，最高時一個蝦紅素能中和19個自由基。對付自由基，它有時給予，有時則是掠奪其電子，同時還能反覆多次運用，其後才轉變為穩定無害的物質，最終也就隨人體正常的新陳代謝功能排出體外。所以蝦紅素是非常能幹的維生素分子。

另一個令科學家驚奇的現象是，蝦紅素具有水溶及脂溶

兩個特性，同時能夠隱藏在細胞膜內，可說是內外逢源；也就是說，它可以同時對付細胞外部及內部的自由基。還有就是蝦紅素能中和不同類型的自由基，這比起其他抗氧化物就優秀很多，因為其他抗氧化物，如維生素C或維生素E，只能對付某一種類型的自由基。

再談到這些分子的體形，可由下面有趣的比喻來說明：譬如說細胞是一隻大象的話，那自由基僅有小老鼠那麼大，蝦紅素也很小，就像是一隻貓那麼大。老鼠雖小，但牠若從大象鼻子裡跑進去也能殺死大象。可是這隻貓卻神通廣大，不但能對付大象體外的老鼠，也能對付已經跑進大象體內的老鼠。同時牠還能對付不同種類的老鼠，不過牠是隻很仁慈的貓，從來不殺死老鼠，只將牠們解除武裝，使牠們不能傷害大象。

實驗證明了在人體內，一旦自由基被中和以後，它就變成一種穩定的無毒化合物，會隨著身體的自然新陳代謝功能被排出體外，就不會造成任何傷害了。

蝦紅素，它不是藥，事實上是一種由天然藻類萃取出來的「食物」。營養界普遍認為，用來作為健康及亞健康人群的保健營養素為最佳。同時它也符合中醫理論，《黃帝內經》裡所說的「上醫治未病」的道理。就是在人還沒有生病時，用保護

的手段來防止人體生病。

　　蝦紅素能抑制自由基，活化細胞能力，健全身體組織功能，使人體體質處在一個免疫力強大，氣血充沛，精神旺盛的狀態，從而能夠健康長壽。

第 4 章

什麼人需要
蝦紅素？

● 任何成年人都需要蝦紅素

● 蝦紅素有助改善腦部疾病

以年齡來分類

根據世界衛生組織（WHO）、美國食品及藥物管理局
（FDA, U.S. Food and Drug Administration）及蝦紅素製作廠商的
意見，基本上，18歲以下的人，除非在醫生的指導下，不能服
用蝦紅素。因為這個年齡階段的人在成長發育，身體內會分泌
生長激素（生長荷爾蒙）及一大堆其他的荷爾蒙，人體內的3大
防禦機制應當非常健全。對於自由基，也能有效的保持不斷產
生與不斷清除的理想動態平衡，因此不需用超強的抗氧化素去
干擾正常的發育成長。

18～30歲這一年齡段的人可以服用少量的蝦紅素，如每天
3～6mg，主要用來保護皮膚肌肉，預防紫外線及運動損傷。有
一個未經證實的消息說，美國冰上曲棍球國家隊採用蝦紅素來增
強體力，但是任何國家隊的訓練詳情都是絕對機密，他們被問到
時，也一律對記者說「無可奉告」。又有報刊刊登說，很多美國
NBA的球員都用蝦紅素補充體力，我在想他們用的補助品可能多
如牛毛，就是多用一種蝦紅素也不稀奇。有鑑於18～30歲這一年
齡段的人運動量較大，由於蝦紅素能快速緩解拉傷的筋骨肌肉，
因此在恢復肌肉的酸痛拉傷方面，亦是優良的選項。

對30歲以上的人群，若是採用蝦紅素作為你的主要保健品來對抗自由基，則可說是最佳選擇。因為這個被稱為「維他命X」的維生素，具有超級抗氧化的能力，是目前人類所發現的最強抗氧化物，同時又是中性性質，不偏酸也不偏鹼。經過大量的試驗，包括眾多的人體實驗，有些實驗給人的用量達到極高的程度，譬如在三天內，給每人每日100mg的劑量，證明蝦紅素沒有毒性，可以安全服用。

同時它又有一個獨一無二，在別種維生素均沒有的特性，就是它能穿透血腦屏障及視網屏障。世界衛生組織及美國食品及藥物管理局在2009年均已公佈可以安全使用的通告。

以健康狀態來分類

營養界普遍認為，蝦紅素原則上用來作為健康無病族的保健品為最佳。因為這是一種保護人體被過度氧化，中和自由基的維生素。當然，適用對象也包括亞健康人群，只要沒有服用任何處方藥物，都可以用蝦紅素來做為人體保健的基礎維生素。

雖然蝦紅素在許許多多人體實驗中證明無毒，是中性的維生素，在體內也不會轉變成維生素A，但也有些人不宜服用。以

下我綜合了美國各個醫藥專業機構的意見：

　　1.**對蝦紅素過敏的人**：絕大多數人吃的蝦紅素來自藻類「雨生紅球藻」，這是海產品，雖然產品已經過純化，但還是有極少人會對此過敏，可能在萬分之一二，無論如何，還是有人不能服用。

　　2.**荷爾蒙失調症患者**：這群病患應尊從醫師的指示行事。在治療中，是否同時可服用蝦紅素，要和醫生討論後決定。

　　3.**已經有急性或慢性疾病，而正在服用醫生所開的藥物者**：蝦紅素可能中和藥物使其失去效力。

　　4.**孕婦及餵哺母乳的女性**：一旦確定受孕，應立即停止服用蝦紅素。懷孕後，孕婦會分泌特殊的荷爾蒙。因為目前還沒有人體實驗資料來證明蝦紅素對孕婦及哺乳婦女的安全性，因此主流醫界也不建議女性在懷孕及哺乳期間服用蝦紅素。

　　以上人群須和醫生討論後遵從醫生指示。因為譬如說某人正在服用抗生素，此時若又服用蝦紅素，則蝦紅素可能去中和他所服的抗生素，而使得他的治療效果受到影響。蝦紅素也可能將一些抗生素當作自由基來處理。所以在服用藥物的人要謹慎，最好是等待不服藥後再緩緩使用蝦紅素。在服藥的期間若欲服用蝦紅素，必須和醫生討論，有些藥是可以和蝦紅素同時

使用的。

又譬如說某人原有高血壓的病，一直以來，在服用醫生處方的高血壓藥，若是他吃蝦紅素，則蝦紅素會使他的血壓及每分鐘心跳次數微降，至於到底降低多少則因人而異，通常約有5%左右的降低，也有實驗測到較高數值。若是他原來高壓140，收縮壓80，心跳75，那麼服用後可能是高壓133，收縮壓76，心跳71。所以應該跟醫生討論，是否可以將高血壓藥劑量降低一點，若是已經是最低劑量，則也許可能完全停掉。當然醫生首先要看到的是他的每日血壓記錄。

特殊疾病族群

這裡包括了腦部疾病的人群，如老年癡呆症、帕金森症、漸凍症等等。有關腦神經細胞病變的疾病，目前正在用高劑量的蝦紅素測試中。這必須在受到醫生的嚴密監控中進行，在所能查到的資料顯示，使用量劑高到每人每日服用30mg～40mg，但初步的結果是令人鼓舞的，實驗結果顯示用蝦紅素有正面改善的功效。以後可能還要大規模的實驗，才能有進一步的數據。

　　心血管方面疾病的人群，包括了冠心病、心肌梗塞等等也要在醫生監控下服用，實驗證明對病情會有一定程度的緩解，用量則必須要聽從醫生的指導，目前的實驗用量也在每人每日30mg～40mg左右。

第 5 章

健康是每個人生命中最寶貴的財富！

● 健康乃生命之本

　　美國普林斯頓大學（Princeton University）在2010年的一項研究，由諾貝爾獎得主 Daniel Kahneman 和他的助手們所主持的實驗發現，在美國，當一個人所賺的錢達到每年7.5萬美元的時候，再賺更多的錢並不能增加他們的快樂。也就是說，若一個人一年僅僅賺2萬美元而不快樂的話，每多賺一點，就能夠增加他的不少快樂， 但是一旦到了年收入7.5萬美元，則賺再多的錢，也不能給他在賺錢的快樂上加分。換句話說，年收入750萬美元的人，不是比年收入7.5萬美元的人快樂一百倍，基本上跟年收入7.5萬美元的人是一樣的快樂程度。

　　所以普林斯頓大學研究所得到的結論是：富豪們並不能夠從他們的金錢上得到更多的快樂，只是他們在用錢方面有更多的選擇。譬如可選擇搭乘飛機商務艙或頭等艙等，但即使是這樣，也不見得他們一定會那樣選擇，美國的兩大富豪：投資專家華倫·巴菲特（Warren Buffett）及微軟的創辦人比爾·蓋茲（William Henry Gates, III）他們就是坐普通艙，而不坐商務艙的。當被詢問到這個問題時，他們的說詞是「沒有必要」，因為他們的體形並不是很大。

　　以巴菲特和蓋茲的財富來說，就是要擁有私人飛機及私人駕駛隨時待命，也是輕而易舉的事，但是他們卻是非常實際的

富豪。當然這個年收入7.5萬美元的標準，會因不同國家而有差異。因此，錢只要夠用即可，若家中沒有米下鍋當然不好，但若「人在天堂，錢在銀行」那豈不是更不好。

英國心理學家們在上世紀80年代，對1000人隨意取樣的問卷調查中（random sampling），要求被調查者以重要的程度為依據，選出在生命中最最重要的頭五件事，而首選者為五項之首，次選者為第二名，以此類推。令人非常驚訝的是，「健康」竟然是首選。這五項分別為：

第一：健康（Health）

第二：家庭（Family）

第三：快樂（Happiness）

第四：關係（Relationship）

第五：金錢（Money）

更令人詫異的是，比如「事業」、「權力」、「信仰」、「榮譽」、「責任」、「官運」、「功勞」、「聲望」、「學歷」、「專業成就」、「社會地位」等，許多人覺得非常重要的事，卻榜上無名。

乍看之下似乎驚奇，但仔細分析確實有其道理。「金錢」以第五名吊了車尾，其實哲理自含其中。

　　問卷調查結論認為，若是沒有健康，則再多的金錢也於事無補。蘋果電腦的創辦人賈伯斯（Steve Jobs, Feb. 24, 1955～Oct. 5, 2011）才活了56歲，他雖然是當時世界上數一數二的富豪，可以使用最好的醫療、最優秀的醫生，但是再多的金錢也無法買到健康，他沒有辦法抵抗自由基，在56歲的英年，因為胰臟癌（pancreatic cancer）去世。像他這樣的一個天才，若是能夠多活10年、20年、或者更久的時間，那麼我們將來所使用的手機，不知道會進步到什麼程度？

　　從這個1000人的問卷，心理學家歸納出的結論是——健康為生命之本，為愛你的人及你愛的人，均應負起維護好自身健康的責任。

第 6 章

健康密碼
——蝦紅素

- 人要健康長壽就要抗氧化
- 蝦紅素是對抗自由基的主要維生素
- 風行美國及日本
- 可改善情緒的快樂小丸子

　　美國著名的化學家林納斯・鮑林博士（Dr. Linus Pauling），曾分別於1954年、1962年榮獲諾貝爾化學獎及諾貝爾和平獎，是諾貝爾獎歷史上唯一單獨兩次獲獎的受獎者。他在1968年創造了「Ortho-molecular」這個字，開啟了「分子矯正營養學」的濫觴。

　　人體約有60兆個細胞，他認為只要給人體細胞足夠的營養素及優質環境，就能預防任何疾病的發生。這個理論和美國「分子矯正醫學會」會長雷沙博士的立場是一致的。雷沙博士認為，人的細胞若能有良好的生態環境，充足均衡的養分，基本上人不會生任何疾病。他指出20種礦物質、17種維生素與8種胺基酸是三類人體不可或缺的元素，可幫助細胞成長及新陳代謝，矯正病變細胞，讓細胞基因正常不致突變，進而可強化免疫系統，使身體免於疾病。但此理論的基本條件是必須先做好抗氧化的工作，為人體細胞提供一個健康成長的發展平台，而抑制自由基仍為重中之重。

　　「神清氣爽，四肢輕盈，面容華闊，五臟泰和」不正是我們每一個人所追求的健康境界？而人要健康長壽就要抗老，也就是要抗氧化，因為氧化使人變老。隨時隨地要能「持盈保泰」，使身體的每種機能均處於充沛的狀態。

　　根據哈門博士的自由基理論，人體細胞最大的敵人就是自

由基，自由基是產生百餘種病變的元兇。要健康長壽必須要把自由基控制在理想範圍之內，也就是我們要追求「理想的氧化」。蝦紅素應該是我們對抗自由基的主要維生素，它就是我們的健康保險，就是我們的健康密碼。因為蝦紅素能從人體基本組成分子——細胞——的層次，來保護它免受自由基的侵害。

鮑林博士和哈門博士的理論可由下表來展示：

人體內每個細胞都健康，人就不會生病

自由基的破壞是使細胞病變的主因

抑制自由基=健康長壽的密碼

目前蝦紅素在日本及美國都非常風行，2012年當美國流行的一個醫藥專門電視節目「The Dr. Oz Show」介紹了蝦紅素以後，居然促使主要生產蝦紅素的廠商都賣到缺貨。

其實任何一種新的發現，都是我們在日常生活中行之已久之事，但卻從來沒有真正的想通過其中的道理。我們食用鮭魚及其他海鮮不也間接的吸收了蝦紅素？但是因為份量不夠，所以不能產生足夠的力量來抑制自由基。正確的服用蝦紅素，將

徹底地為我們的身體建立起一個保護網，讓細胞有優良成長的平台，進而達到長壽的目標。

　　試問：普天之下，有沒有一種物質吃了以後會使人的快樂指數增加呢？答案是：有，那就是蝦紅素！它能改善一個人的情緒，從眾多的蝦紅素使用者所得到的反饋中，都證明了它是一顆「快樂的小丸子」。它能夠從人體的細胞層次來幫助我們，使我們精神體力充沛，心情自然愉快，信心自然增加，人也變得更為開朗了。 蝦紅素真可說是人類的「快樂之泉」（The Fountain of Happiness）。

一粒蝦紅素　＝　快樂的小丸子

　　若是一個人已有某些病症，蝦紅素也能緩解其症狀。當然不抽煙、節制喝酒、攝取均衡的營養、保持良好的心態與生活習慣、持之以恆的適當運動，均有助益。再加上因人而異的補充一些養生品，則過個有活力、有品質的快樂、長壽生活是可期待的。

第 **7** 章

蝦紅素是眼睛的
好幫手

- 蝦紅素改善了視力的清晰度
- 針對乾眼、近視、老花、白內障有
  快速緩解功效

　　眼睛被譽為「靈魂之窗」，但有多少人善待它？或總是在不斷的損傷它？我們早上一張開眼就開始讓它工作，長時間使用3C產品的藍光使它受盡折磨，一直到晚上睡覺才讓它休息。有沒有一副預防紫外線的優質太陽眼鏡？曾在燈光不好的地方看東西嗎？有長時間玩手機和躺在床上玩手機的習慣嗎？電腦螢光幕、手機、過小的字體和昏暗的燈光，都是眼睛的殺手，難怪我們社會上，真正視力健全的人少之又少。

　　一個2012年在意大利完成，名為「CARMIS」的145人兩年雙盲實驗，使用蝦紅素加葉黃素及玉米黃素的一組人，和安慰劑組相比較，蝦紅素組在視力的清晰度（visual acuity）、感應度（contrast sensitivity）視覺能力的改善，均較安慰劑組平均進步了6%，最高可至15%。採用的劑量為每日蝦紅素4mg、葉黃素10mg及玉米黃素1mg。

　　另外，在一個日本的臨床實驗中發現了，蝦紅素對於由糖尿病所引起的視網黃斑部病變有快速修復的功能。（Nagaki Yasunori et al.）

　　還有一項發表在2003年「英國眼科期刊」（British Journal of Ophthalmology）的研究報告指出，在中國大陸西藏的拉薩，那裡的人患白內障的比例要比在北京的人高出60%。西藏平均高度

在4000公尺以上，空氣比較稀薄，大氣層對太陽中紫外線的保護也較平地為弱，因此人在高原或高空上，顯然增加了輻射的風險。

蝦紅素能穿越頭部的視網膜屏障，直接達到眼小窩後部去中和自由基，活化眼窩心深處的錐形細胞，而這些細胞的功能是控制視力的清晰度，因此視力得以改善，而整個眼睛也舒適多了。每天使用10mg，約一星期後會感覺進步，但也有人在更短時間內就能察覺到不同。

蝦紅素亦能中和視網膜上的自由基，防止視網上的「不飽和脂肪酸」受到自由基的攻擊。對於乾眼症、白內障、老花眼、近視眼及視網膜的黃斑病變所引起的眼睛疾病，也有快速及顯著的修復功能。

可將蝦紅素與葉黃素（lutein）同時服用，對眼睛的助益更大。若是僅有輕度的近視（低於150°），蝦紅素甚至可以將近視完全糾正過來，不過時間可能需要一年。

見證一

　　同學何先生，60出頭，常感到視力模糊，眼睛經常有分泌物流出，看一會兒電腦就覺得眼睛疲憊不堪，每天必須點數回眼藥水來舒緩眼睛的不適。平日參加游泳俱樂部，常常看不清僅隔了一個泳池對面朋友的面孔。在服用蝦紅素數天後再去游泳時，發現已能撥雲見日，清晰地看到泳池對面的朋友們的臉孔了，整體上眼睛已經舒服很多。蝦紅素使用量為每日5mg。

見證二

　　陳小姐，50多歲，因眼睛問題求醫，自覺視力模糊不清，眼睛經常感覺疲累，常有分泌物流出。醫生檢查後認為視網膜有問題，配了些眼藥水，要她四個月後回診。在這四個月中間，她聽了朋友的介紹，每日服用蝦紅素10mg，加上葉黃素20mg，及綜合維生素B。回診時，醫生檢查了半天，然後說「沒什麼問題了，你一年後再來作定期檢查」。現在陳小姐連看報都不需要老花眼鏡了。

見證三

　　表妹吳小姐，30歲，因每日必須8小時在電腦藍光下工作，長期為眼壓偏高、酸痛、流淚所困擾，且眼睛中有紅色的血絲，不但眼睛感覺累，同時視力也愈來愈模糊。在服用蝦紅素每日6mg，加上葉黃素20mg，數天之後即感到眼睛的清晰度增加了，一個月後所有症狀已消失，再也不需要常常點人工淚液了。

見證四

　　李先生，60多歲，從18歲起開始戴眼鏡至今，左眼是250°，右眼為280°。在服用蝦紅素每天10mg，佐以葉黃素30mg，維生素B群50mg及亞麻仁油10ml，四個月後，發現自己眼鏡的度數失焦了，看起東西來模模糊糊的，心裡以為度數可能增加了，到了驗光師那裡，一驗之下大為吃驚，原來他的左右眼各減少了130°，即：左眼從250°減為120°；右眼從280°減為150°。

　　雖然又花了一萬多元台幣配了新的眼鏡，可是這次感覺很值得，蝦紅素居然使維持了幾十年的近視度數減輕了。

見證五

住在桃園的李太太今年50多歲，長期以來一直被乾眼症所困擾。在過去幾年，眼睛總是乾燥無比，伴有發癢疼痛等標準的乾眼症狀，必須定期去看眼科醫生，拿些消炎止癢藥水及人工淚液，每天都要往眼睛點數回藥水以舒緩不適，可是收效甚微，醫生們都這麼說，「這似乎是種無法根治之病」。

但不可思議的是，在每天使用蝦紅素10mg、葉黃素30mg 及維生素B群（vitamin B complex）5個月後，李太太有一天突然發覺已經好幾天來都忘了點眼藥水及人工淚液，因為實際上已經不需要了。上面的配方已經將乾眼症控制且緩解了。乾眼症狀和眼睛內部的自由基有極密切關係，蝦紅素可以進入眼部去中和自由基，改善了乾眼症。李太太把這配方告訴許多有同樣症狀的人，大家也獲得了相似的成效。

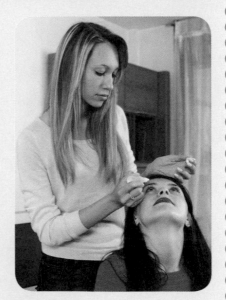

註：

　　本書所有的見證均來自下列兩個方面：

　　1.台灣方面所有的見證，均為作者直接或間接由實際蝦紅素使用者處取得，均為真人實事，並且已經得到見證者本人的同意而予以發表。

　　2.美國方面的見證輯取自Amazon.com網站，蝦紅素使用者所寫下的公開評論（原文直譯）。

第 8 章

愛美人士的
必備品

- 蝦紅素是皮膚的天然保護傘
- 蝦紅素能使容貌姣好

　　蝦紅素已被眾多實驗證明，對於陽光中的紫外線有防禦作用。由美國夏威夷 Cyanotech 公司所做的25人實驗中證明：蝦紅素增加了50％皮膚對紫外線的保護作用。其反應只會使皮膚變紅，但短期內就會恢復原狀。這也符合夏威夷的「雨生紅球藻」生態，由原本青綠色，經過長時間陽光紫外線照射後，為了抵禦紫外線，慢慢聚集蝦紅素來對抗，而變成了紅色的道理。

　　蝦紅素能夠吸收紫外線，服用它好像是從身體的內部打起了一把陽傘，若是再使用外用的防曬油，則可保護皮膚完全不被曬傷。同時它對已經曬傷的皮膚也有修復功能，只要5天就能見效。重點是在曬傷之後，要立刻服用蝦紅素，且愈快愈有效。

　　皮膚是人體最大的器官。紫外線是使皮膚老化並產生大量自由基的兇手，同時也損傷了皮膚真皮層的膠原蛋白及彈性蛋白，而蝦紅素能夠幫助皮膚的自我修復過程，中和自由基，使皮膚快速復原，也避免了老年斑、皺紋的形成。由日本多個化妝品公司所做的實驗中也證

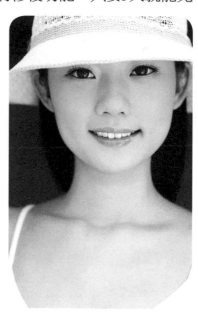

明了這一點。蝦紅素如今已經大量被應用在美容美膚產業上面。

　　眾多個日本及歐美的研究指出，經常性的服用蝦紅素，能夠保持皮膚內部的水分，會使皮膚容光煥發，斑點、皺紋淡化退去，給予人一種青春洋溢的感覺，因此蝦紅素是愛美人士的必備之品。蝦紅素在這些國家的年輕人群中非常流行，因為吃了它真的會使人看起來更亮麗。

見證一

　　同學李先生，60多歲，原在臉上及手背上都長滿了黑色斑點。經過6個月服用蝦紅素每日6mg，斑點大部分均已退去，剩餘的也淡化了很多。

見證二

　　美國的電視界名人、藥劑師和作家 Suzy Cohen 在她2013年所發表的文章「每日都要吃蝦紅素的理由」裡說：我的皮膚比較白，容易產生斑點，所以我服用蝦紅素。它能防止太陽光紫外線的損傷，同時等於從身體內部塗上了防曬油。

見證三

美國亞利桑那州的C.O. Dickerson 先生是一位退休人士，他說：這裡的氣溫常超過華氏110°（約攝氏43.3°），我每天都會在陽光下騎腳踏車一小時（15 英里），不擦防曬油。我的秘訣是每天服用12mg的蝦紅素。感覺皮膚很好，也從來沒有被曬傷過。

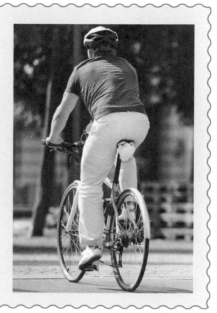

見證四

美國洛杉磯的 Blake Kundrat 先生在2014年5月21日發表了下列經驗：我是因為蝦紅素能從身體內部保護我的皮膚才買的。住在洛杉磯，我常開遊艇出去玩，一去就是一整天，吃了蝦紅素以後，皮膚還是會被曬紅，但第二天就恢復了，同時我可借此機會接受太陽光製造的自然維他命D，讓補充的鈣質能更好的被身體吸收。我是採用一天一顆12mg的蝦紅素。

見證五

葉先生，50多歲，理髮業者。每天均要替客人洗頭，雙手經常有乾裂脫皮的現象。但這是工作所需，不能避免，令他苦不堪言。在服用每日10mg的蝦紅素三個月後，症狀已消失，現在再也不必擔心雙手的皮膚紅腫乾癢了。

見證六

美國 Mark J. Sestak 2014年10月22日說：我是小學教員，學生們好幾次告訴我，說我變年輕了，這些孩子們不會說謊，我才吃了兩個月的蝦紅素。劑量每日12mg。

第 9 章

健美運動愛好者的必備品

● 蝦紅素能急速緩解運動傷痛及疲勞
● 蝦紅素能增加運動持續力、
增強肌肉力量

2001年在夏威夷的 Cyanotech 公司開始生產給人服用的蝦紅素，瓶子上指明是對腕隧道綜合症（carpal tunnel syndrome）有效。當時並沒有強調其強抗氧化作用，對其中和自由基的實驗並沒有很多，因為大部份實驗是2001年以後進行的。但公司作了小型實驗，證明對手腕關節炎有改善作用，尤其對於常常使用電腦鍵盤，致手腕有問題者會有很大助益。

其實蝦紅素對身體的小傷、小痛真的有奇效。若是小的扭傷、拉傷等肌肉和筋的問題，或是發炎的情況，使用蝦紅素有時真的比去醫生那兒打「可得松」（cortisol）還來得有效果，而且沒有副作用，只要在晚飯時服用15mg，然後再好好地睡上一覺，醒來後會覺得輕鬆很多。

其原因實為運動傷痛會使肌肉等組織產生很多的自由基，若是這些自由基無法被中和及代謝掉，就會產生疼痛發炎。而蝦紅素進入人的血液後有一種自然傾向，就是會往自由基最多的部位集中，因此能夠很快的中和自由基，從而減輕了因自由基累積的壓力。

蝦紅素同時也被證明了有降低運動後肌肉裡面乳酸（lactic acid）累積的效能，同時還有增加運動持續力、增加肌肉力量，強化體力、快速解除運動疲勞等功效。如欲達到上述功能，

需要服用每日至少5毫克，一個月後見效，可以延續運動時間20％，及減少運動帶來的肌肉酸痛30％。若是服用6個月以上，則可使體力增加40％。

科學家另外一個關於蝦紅素有趣的觀察是：鮭魚之所以能夠沿著江河逆流而上，游行數十里或更長距離去到上游產卵，是跟體內儲存了蝦紅素有關係。正是蝦紅素給了鮭魚隨時中和由高度運動量所帶來的自由基，及降低乳酸的能力，而使得鮭魚的持續力及肌肉能力超級強壯，才能克服種種難關來到上游產卵延續後代。

在筆者大量閱讀使用者評論時發現，有很多健美運動者（body builder）都使用蝦紅素來增強他們的體力。其實，不止是健美人士，幾乎所有的運動愛好者，都把它當成不可或缺的營養品，因為它的確有效。

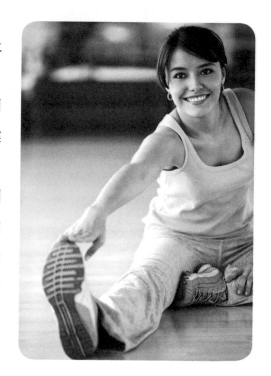

見證一

　　同學吳先生，60餘歲，長久以來有重複閃到腰部的問題。以往一閃到腰，就要中西醫雙管齊下，一方面打可得松兼做物理復健，另一方面也用針灸加上推拿，少則數天，多則兩星期才能緩解痛苦。這次閃到腰，僅在晚上服用三顆5mg的蝦紅素，共15mg，隔日早晨起床便覺得痛苦減輕了七成，連續三天使用相同的劑量後，減少為每天10mg，又過了三天，腰部已痊癒。　現在維持每日10mg的蝦紅素用量，至今五個多月來，因定時定量服用蝦紅素，閃到腰的問題沒有再復發過。

見證二

　　美國 Edward W. 先生發表在2014年8月3日的評論是這麼說的：我是一個鐵人三項（triathlon）的運動員，同時我總是喜歡在戶外陽光下運動。我從來不擦防曬油，本來我身上常會有曬傷的地方，像是肩膀、鼻子和小腿。在我服用了蝦紅素後沒有再曬傷過。

第 10 章

蝦紅素可以防止
腦中風及心肌梗塞

- 蝦紅素能夠對抗三高
- 蝦紅素能增加體內的HDL（好膽固醇）
  及降低三酸甘油脂

血管的粥狀硬化是人類心血管及腦血管疾病的主因。人老化後由於體內自由基的增加，使得體內低密度脂蛋白（LDL, low density lipoprotein）濃度增加，高密度脂蛋白（HDL, high density lipoprotein）降低及三酸甘油脂（triglycerides）增加，容易引起心血管及腦血管的梗塞。一項2006年由美國哈佛大學醫學院（Harvard Medical School）所領導的實驗證明，蝦紅素能防止某些心臟藥物所產生的氧化細胞作用，保護了心血管。（Mason, et al, 2006）

在多個由日本及歐洲所做的人體實驗（Yoshida, Park and Fassett）在服用每日12mg蝦紅素兩週後，產生三項結果：

1.低密度脂蛋白（LDL）輕微降低，但LDL的被氧化時間增長了，減少了其對人體的傷害，因為LDL在被氧化後會構成血管堵塞物質。

2.高密度脂蛋白（HDL）增加了約15%。

3.三酸甘油脂（triglycerides）顯著降低了，超過20%。

以上的結果會因為不同的人而異，但是實驗證明，蝦紅素對於LDL（壞膽固醇）的影響很小，同時跟人體的「身體質量指數」（BMI）也無關。主要的影響在可以增加HDL（好膽固醇）及降低三酸甘油脂。

見證一

　　從我個人6個月服用蝦紅素每日12mg所得到的驗血結果：我的LDL（壞膽固醇）僅僅下降了2%，但HDL（好膽固醇）上升了25%，三酸甘油脂更是減少了35%。 因此我個人的驗血報告符合上述人體實驗的結果。

第 11 章

減肥瘦身的必備品

- 蝦紅素可以瘦身
- 蝦紅素可以使身材健美

在現代這個物質充沛的社會裡，許多人因為飲食不節制，加上不喜歡運動，使得「小腹婆」或「大肚公」滿街跑。不少人更是「腰纏萬貫」，但是腰上纏的不是鈔票，卻是一塊塊的肥油！

其實這些都是自由基的問題。「大腹便便」的人就是因為有很多脂肪聚集在腰圍，這些地方自由基特別多，蝦紅素能集中在此處中和自由基，使得多餘的脂肪會隨正常的代謝排出體外。在服用蝦紅素一個月後，使用者會驚奇的發現腰圍變小了，以前穿不下的衣服又可以穿了。每日服用10mg，一個月後腰圍可能縮小一寸。

對於過瘦但急著想要增加體重的人，蝦紅素也能助一臂之力。聽起來好像有些矛盾，怎麼可能同時能瘦身又能有增重的功效呢？其實這又是自由基的原因。

想要胖一點卻一直胖不起來的人，主要是胃腸的吸引功能不佳，蝦紅素能夠對腸胃裡的自由基，產生中和清除作用，改善腸胃的細胞，同時又能增加沉睡時間，也就增加了腸道吸收的時間，使人體能吸收更多的營養素，隨之體重便能增加一些。

若是過去一直無法增加體重，估計使用蝦紅素兩個月後，體重可能增加1～2公斤，睡眠品質也會比以前好很多，每夜可

以進入2～4小時的深睡時段。

　　蝦紅素真的能使人的身材變得美好，該胖的地方胖，該瘦的地方瘦。一但它中和了身體中過量的自由基，幾個月內你的身體也會朝著健美的方向邁進；長時期的保持服用蝦紅素，它就會還給你一個健美的身材。

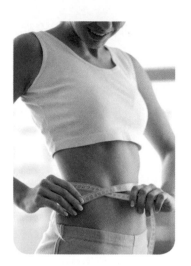

見證一

　　邱小姐，50多歲，是計程車從業員。一個多月以來，在使用蝦紅素12mg，維生素B群50mg及營養素-若元錠（Wakamoto）後，不但臉上氣色變好了，神清氣爽，而且身體還產生了兩項顯著的改變：

　　1.體重由78公斤降低到75公斤，主要是減少了小腹的部分，原來看起來像是懷孕的肚子完全消瘦了，讓她非常高興。

　　2.由於長期性的不定時進食，所引起的非常嚴重的便秘症狀消失了，以往都會去醫師那裡拿軟便劑及通便劑之類的藥物，現在已經不需要了，每天都可以正常排便。

見證二

美國的 Karen Rosser 在2014年6月20日寫下她的評論，她說：在沒有改變我的日常生活形態的情形下，三個月來，我的體重減輕了10磅。劑量是每次服用4mg，一天兩次，每天總共服用8mg。

見證三

美國加州的 K.J. Hawk 先生 2014年8月14日說：我是健身運動者（body builder），使用蝦紅素兩個月後，我在健身房的訓練進步非常大，同時也沒有了因運動所引發的酸痛。我的一般健康情形不錯，但蝦紅素給了我自信心，因為我知道它能一直保護我的視力、皮膚，給我一個更有品質的生活。劑量為每日10mg。

第 12 章

蝦紅素的其他預防及輔助治療功能

- 改善腸胃幽門螺旋桿菌、胃酸過多、胃潰瘍及胃食道逆流
- 防禦癌症及抑制腫瘤
- 加強人體免疫力
- 抵抗糖尿病與腎臟病

- 抑制發炎及感染
- 對牙齦發炎有強烈保護作用
- 可增加男子精蟲數量與活躍性及女子受孕率
- 可緩慢改善毛髮變回烏黑
- 可淡化及去除黑斑
- 可增強肝臟、腎臟、膀胱及攝護腺的功能
- 可預防腦部神經疾病
- 可緩解風濕性關節炎
- 可緩解後腰疼痛、關節痛
- 可緩解時差綜合症
- 可改善睡眠品質
- 可改善或根除長期便秘
- 可改善或根除四肢麻痺

1.改善腸胃幽門螺旋桿菌、胃酸過多、胃潰瘍及胃食道逆流

經實驗證實，蝦紅素可以抑制胃裡面幽門螺旋桿菌（H. pylori）的生長。因為實驗發現，給小鼠吃了含有豐富蝦紅素的雨生紅球藻粉，能夠刺激淋巴T細胞，從而對幽門螺旋桿菌產生抑制作用。附帶要說明的是，目前幽門螺旋桿菌病毒已可由抗生素根治，因此一旦驗出有此病毒，應立即配合醫生，以特別的抗生素加以根治。

一個由立陶宛、瑞典和丹麥132人消化系統失常者組成的四星期人體實驗證明，蝦紅素對於食道胃酸逆流有快速抑制作用。實驗的量劑為每日16～40mg。根據以上的人體實驗報告，蝦紅素能夠中和自由基及調整消化系統，對於胃酸過多具有強烈中和作用，能夠快速抑制食道逆流及胃部消化不良等症狀。

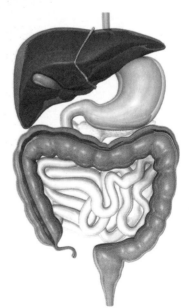

見證一

楊小姐，50多歲，患有嚴重的胃潰瘍及胃食道逆流，同時也因此帶來了口臭。上班時別人均不願接近她，每次在辦公室跟別人說話時，看見別人臉上的表情，她自己也覺得難過，但她也僅能口含仁丹、面帶口罩，在辦公室裡撐著度日，苦不堪言。 她在服用蝦紅素每日10mg，加上綜合維生素B，3～4個月後，所有的症狀均獲得了極大的改善。基本上胃潰瘍及胃食道逆流已近痊癒，口臭狀況也大有改善，在辦公室可以不必再用仁丹及口罩了。

2.防禦癌症及抑制腫瘤

大半癌症形成的主要原因是自由基對細胞基因的干擾。人類每個細胞約有數萬個基因，它們均有固定的位置，有序的排列在細胞染色體內。一但遭到自由基的攻擊，這些基因排列的秩序受到干擾，就會造成細胞基因突變，也可能引發癌症。所以要預防基因受到干擾，就要抑制自由基。

凡「類胡蘿蔔素」均有抗癌細胞及抑制腫瘤的能力，蝦紅

素是抗氧化最強的尖兵。在老鼠的實驗中發現，蝦紅素有抑制胃癌、口腔癌、直腸癌、膀胱癌及肝臟瘤的功效。不但如此，它還能預防黃麴毒素（aflatoxin）的致癌性，而此種毒素正是引起肝臟腫瘤的主要原因。

　　由日本岐阜大學（Gifu University）Tanaka 等所發表的研究指出，依照老鼠的體重，給予100mg～500mg的蝦紅素，高劑量明顯的抑制了老鼠的癌症及腫瘤。其作用要比 β 胡蘿蔔素強得多。它對乳腺癌也有抑制的作用。

見證一

　　美國的 Yu Shang 在2014年11月12日寫下的評論是這麼說的：我兩次買了蝦紅素給我的堂哥，他今年58歲，因為他有多處骨髓癌（myeloma），是血液癌症的一種。從他2014年4月接受化療以來，每天吃12mg的蝦紅素。他現在感覺比其他接受化療的病人更有精神。我相信是蝦紅素扮演了一個好角色，使我堂哥在癌症治療所引起的副作用恢復上獲得很大的幫助。

3.加強人體免疫力

人體先天所具備的最後一道防禦系統是淋巴腺體，但自由基會去攻擊淋巴細胞，使它的染色體形成斷裂，這樣一來，人體的免疫系統就會受到傷害，免疫力（抵抗力）便因此下降了。同時，自由基也會降低淋巴細胞對免疫的識別能力。本來只會去攻擊外來病毒分子和異常細胞的淋巴細胞，現在卻連自己體內的正常細胞也攻擊起來了，導致免疫力缺少，產生了非常難治的免疫功能疾病。

研究證明，免疫性疾病，如硬皮病（scleroderma）、迴腸炎（ileum）等免疫功能欠缺所引起的疾病，和自由基有密切的關係。

2010年發表在 Nutrition and Metabolism 期刊上由美國華盛頓州立大學，韓國仁荷大學及美國華盛頓州雷地蒙市的拉海實驗室（Washington State University, 韓國的Inha University及La Haye Laboratories, Inc.）的論文陳述了

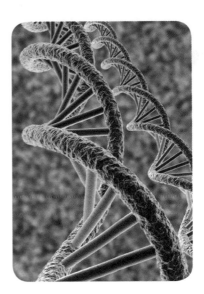

以下觀點：蝦紅素具備了調整人體免疫功能的作用。在它中和自由基之後，使得細胞免受自由基的攻擊，因此誘發了細胞分裂的活力，使得細胞產生抗體，進而激發了人體內免疫蛋白的產生，同時亦可強化淋巴T殺手細胞，增強了人體的免疫功能。若是針對細胞基因而言，就是保護了它們，避免了由基因受損而形成「基因突變」所引起的各種疾病。

見證一

　　一位服用了近10年蝦紅素的67歲住在美國亞利桑那州的男子 John C. 在2014年8月的見證說：10年以來，我從來沒有傷風感冒過，精神體力一直很好。很喜歡參加戶外活動，登山潛水樣樣都來，健康的身體，我歸功於蝦紅素的賜與。

見證二

　　美國的 Vladimir V. Pellet 先生在2012年5月31日的評論說：蝦紅素是非常好的保健品。我已經服用了多年，每天早餐時服用一粒4mg，我總是充滿了精力，感覺上我比自己實際的年齡要年輕15歲。

4.抵抗糖尿病與腎臟病

據美國數個研究報告指出，糖尿病者有70％會在5年內發展為腎病，一旦成為腎病，極可能成為要洗腎的麻煩事。蝦紅素已被證明了是唯一可以有效阻止它的物質。糖尿病患者可與治療的醫生討論，看看是不是可以用蝦紅素輔助治療。根據研究證實：使用每日8mg，8周內可以減少尿蛋白70％。

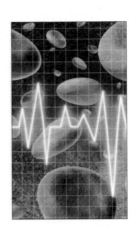

見證一

李先生，60多歲，從中華航空公司退休。由於受到糖尿病的影響，小腿有長期性的酸、痛、麻症狀。在服用蝦紅素每日10mg兩個多星期後，感到腿部症狀有輕微地改善，於是便不定期的增加蝦紅素的劑量至每日20mg，沒想到，這樣高高低低劑量的療法，居然發揮了更好的效果，腿部酸痛麻木的情形進步了很多。一個多月來，不但睡眠品質很好，而且有時候還感到有晨舉的現象，這已經是很久以來沒有發生過的事情了，令他感到非常神奇。

見證二

　　葉太太，50多歲，是位家庭主婦。身體狀態一直不好，患有高血壓、糖尿病及手腕關節綜合症等病。血壓在150左右，血糖約140左右，均為不好的指標。雖然曾去看醫生吃藥，但治療效果不佳。她平常要打點家裡一日三餐，閒暇時玩玩電腦遊戲，因為手腕疼痛，經長使用止痛藥及撒隆巴斯來緩解，讓她十分煩惱。

　　在服用蝦紅素一個月時，葉太太出現了瞑眩反應，血糖不但沒有下降，反而飆高了，皮膚極端搔癢，精神倦怠不堪，一度曾想要放棄蝦紅素，後經朋友勸告才繼續服用。

　　三個月後，雲開見月，血壓降至130左右，血糖120左右，手腕症狀大幅改善，西藥的用量也減少許多。現在又可以輕輕鬆鬆地和朋友在LINE 上聊天及打電腦遊戲了。葉太太的蝦紅素使用劑量為每日10mg。

見證三

　　美國退役軍人 Ernesto Bloberg 在2014年11月23日寫下：我有糖尿病、高血壓及高膽固醇。從我開始每天服用12mg的蝦紅素後，它幫助我控制了這些問題，同時我並沒有改變生活方式，我非常喜歡蝦紅素，它改善了我的生活品質。

5.抑制發炎及感染

　　在美國夏威夷的Mera Pharmaceuticals, Inc.曾將它的蝦紅素產品與26種其他有名的抗炎藥物加以比較，實驗證明蝦紅素和92%的抗炎藥物有同樣或者更好的效果，同時它沒有副作用。事實上，Carl Pfeiffer, MD, PhD（1908～1988）在他發現的定律中，早就指出「任何一種對病人有益的藥物，就會有一種自然代替物質，能產生相同的效果」。他們的研究證明了：用4mg的蝦紅素對發炎所產生的功效，基本上和4mg的可得松（cortisol）一樣，但卻沒有可得松的各種副作用。這說明了在藥用上，蝦紅素可以取代可得松。因此當我們發炎感染時，第一選擇應該是蝦紅素，而不是可得松。

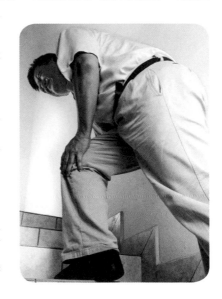

　　蝦紅素對一般關節疼痛發炎有特別的抑制作用。因為發炎及疼痛是自由基造成的氧化損傷，而蝦紅素的特性就是去中和自由基最為有效果的物質。同時蝦紅素會隨著血液往自由基最多處集

中，直接去處理那裡的自由基，而使得發炎處得到快速改善。

見證一

　　我母親已經（2014年）93歲，基本健康情形良好，但略有失智的傾向。還有一令人頭痛的問題，是她右腳關節有慢性長期腫脹現象，近年來至少看過十次以上的醫生，診斷為退化性關節炎，每次都拿消炎片及水仙片，但從來沒有治癒過。在她吃蝦紅素每日5mg三個月後，腫脹再也沒有發生過。在午餐時以一匙橄欖油服下，她的精神情緒非常穩定，短期記憶力略有改善，這不得不感謝蝦紅素的功效。

見證二

　　美國的 Katrina Carpenter 女士在2014年7月1日對蝦紅素的見證寫道：我們夫妻兩人均有長期的發炎痛症，我先生有坐骨神經痛（sciatica），而我有肌鍵炎（tendinitis），這兩樣病都是因為我們的工作所造成的，也不曉得看過多少醫生，使用過多少種的治療方法，問題一直沒能解決。自從服用了蝦紅素以來，我們終於解除痛苦了，它真的有效。用量每日12mg。

見證三

　　美國的 Linda Mullen 在2014年10月25日寫下：我感覺到關節痛減輕了，同時我的脊椎痛也改善很多，已經不用再吃止痛藥了。沒有任何副作用，購買的蝦紅素寄過來的速度很快，我非常滿意。服用的劑量是每日12mg。

見證四

　　美國田納西州的 Brett G. Mayo 先生在2013年11月11日寫下的見證說道：我32歲，有嚴重的頸椎炎問題。我照了核磁共振成像（MRI, magnetic resonance imaging），接受過物理治療，試過針灸、推拿療法（chiropractic）、頸椎導引（neck traction）等等，幾乎所有的辦法我都試過了，沒有一種有效果。以致於我必須每天吃 Aleve 或者 Ibuprofen（均為美國的止痛藥）度日。總的來說，頸椎問題是越來越壞，真的是非常痛苦。不管我開車，坐在椅子上或者躺下來，都覺得頸子不舒服。到目前為止，我不能說是蝦紅素治好了我的病，但是它大大地改善了我的症狀。因為知道蝦紅素對我的身體較好，所以我現在已經停止使用 Aleve 與Ibuprofen 了。蝦紅素劑量是服用每日12mg。

6.對牙齦發炎有強烈保護作用

有若干個實驗證明：蝦紅素會在牙齦內產生「生物聚積」（bioaccumulation），保護了牙齦的健康。凡容易牙床出血、發炎、組織情況不好的人會感覺大大的改善，甚至不用再緊急去牙醫生那裡報到了。蝦紅素能中和此處的自由基，改善細胞組織，使患者的牙齦更為健康，也會使口腔內厚重舌苔的產生機率大為減低。

見證一

王先生，50歲，長期以來只要工作上壓力一到，口中牙齦上便會長出白色斑點的潰瘍——疱疹（cold sore），一年中總要長個三、四回，此種疱疹非常疼痛，嚴重時不能進食，甚至不能說話。每次都要去看醫生配藥，但是不能馬上痊癒，總要歷經至少一星期後才能慢慢好轉。在他服用蝦紅素每日6mg以來，再也沒有長過疱疹，徹底的向口腔疱疹告別了。

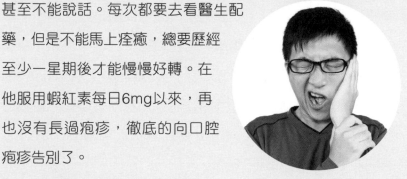

7.可增加男子精蟲數量與活躍性及女性受孕率

在2005年,由Comhaire FH, et al.發表的實驗報告,證明一個30人男子分成兩組的三個月雙盲實驗中,服用每日16mg的一組使女子受孕率是55%,而安慰劑組僅有10%。

對男子精蟲數量不夠多而產生的不孕症,蝦紅素應該有絕對性的幫助。主要因為蝦紅素全面改善了健康,增強了精力,因此對於整體性功能當然有助益。另有個別使用者反應,稱它會降低性欲(libido),但筆者並沒有查到任何實驗報告證明此副作用。

另外一個針對女性不孕症狀的研究報告指出,當女子使用蝦紅素增加體內的抗氧化能力後,直接會影響到其受孕成功的機會。同時對於女性子宮內膜異位所形成的不孕,也有顯著改善作用。

以上的研究證明,蝦紅素可增加使女子受孕的機會。因為在精子和卵子接合時會產生大量的 reactive oxygen species,基本上此物質就是自由基,而這種物質使得受孕成功率大為降低。因此使用強抗氧化的蝦紅素,可使此物質的損害性大為降低,進而增加了女性成功受孕的機會。

有一點必須提醒女性讀者的是，女子一旦證實懷孕了，應當立即停止服用蝦紅素。因為女性懷孕後體內會分泌多種賀爾蒙，由於目前還沒有人體實驗資料證明蝦紅素對孕婦及哺乳婦女的安全性，因此主流醫界不建議在此段時期服用蝦紅素。

見證一

黃小姐結婚多年，已經40多歲了，想要生第三胎，一直沒能如願。醫生告訴她因年齡已大，自然受孕機率微乎其微。已經抱著失望心情的她，在和先生同時服用蝦紅素每日10mg，一個半月後居然自然受孕了，非常開心。直至目前（2014年12月）為止，胎兒發育一切正常，就期待著迎接新寶寶的來臨了。

備注：2017年春，由蝦紅素寶寶父母處間接傳來的信息說，蝦紅素寶寶發育成長正常，非常健康，已經快兩歲了。

8.可緩慢改善毛髮變回烏黑

當人的整體健康情形有了改善，也會反應到毛髮上，原來白得很快很多的情形緩慢下來了，有些已經變灰變白的毛髮也會漸漸變回黑色。但至少需2～3月後方能察覺到，且改善情形

因人而異。

　　若要加速毛髮變回黑，可與鋸棕櫚（saw palmetto）的萃取物同時使用，有實驗證明同時服用二者可加速效果，鋸棕櫚可同時改善男子前列腺（攝護腺）肥大的問題。

見證一

　　林先生，50出頭，身材略微肥胖，頭髮已花白，更令他沮喪的是他發現自己陰部毛髮也開始變白了。在服用蝦紅素每天6mg，加上鋸棕櫚每天1000mg 三個月後，陰部毛髮已轉黑。他的精神體力也比從前進步許多。他表示會持續服用蝦紅素，下個目標是讓已經灰白的頭髮轉黑。

9.可淡化及去除黑斑

　　黑斑形成的原因很多。若因日光中的紫外線破壞了膠原蛋白質，損傷了真皮層細胞，引起了黑色素的沉澱而造成的黑斑，服用蝦紅素可以將之淡化甚至去除。一旦服用了3個月以上，基本上你已經有了足夠的體內防禦力量，將從陽光製造黑斑的因素抵制住了。這時候若是想要一勞永逸，可以去美容醫生那裡用雷射除斑，但這可能將會是你最後一次去斑，因為有

了蝦紅素，不必每六個月或一年去醫師那裡破費一次了。

若是你臉上僅僅是淺淺的咖啡色斑，也可能淡得看不出來了，服用蝦紅素去斑可以較快見效。但蝦紅素要將非常黑的黑斑完全根除掉，則需要一段很長時間，且因人而異，也許需要一年或者更久的時間，因為那些黑斑是黑色素及死亡細胞的堆積物，所以必須等待皮膚細胞幾度新陳代謝後方能根除。

見證一

　　楊先生，60餘歲，原在臉部右側有三處及右手背一處黑斑。歷經服用蝦紅素6個月後，右手背黑斑已完全消失，而臉上的黑斑也幾乎淡得不能察覺了。每日的服用劑量為10mg。

10.可增強肝臟、腎臟、膀胱及攝護腺的功能

　　數個實驗報告指出，蝦紅素會累積在肝臟、腎臟，在肝臟較少，在腎臟較多，可以中和並去除那裡的自由基，對激發細胞活性及增加腺液分泌有一定功能，也可使膀胱、攝護腺（前列腺）更為健康。對於攝護腺問題所引起的小便困難症狀，得以改善很多。

見證一

張先生，60多歲，從事國際貿易工作。一直以來，有些攝護腺腫大方面的問題，排尿時非但不順，同時尿也會有分叉的現象。在服用蝦紅素每日5mg兩個月後，這一情形獲得改善。小便變得非常順暢，同時尿也不會分叉了。他的一般體力也有進步，游泳、跑步都展現了更好的持續力。

見證二

筆者的同學們服用了蝦紅素後，都認可它對膀胱及攝護腺的幫助。在使用了兩個月以上，一般不會有頻尿及夜間多尿的情形，更不會出現尿急的緊急狀況，夜間睡覺時最多起來上廁所一次就夠了。這項好處也間接改善了睡眠品質，使得第二天早上起床精神更飽滿。

11. 可預防腦部神經疾病

人的腦子有60%是脂肪，蝦紅素的脂溶性非常好。

同時蝦紅素能夠通過血腦屏障，直接進入腦部去中和自由基，達到了保護腦部神經細胞的目的。所以可預防如老年癡呆

症、帕金森症、漸凍症（ALS） 及阿茲海默症（Alzheimer's）等腦部疾病。

一個2011年發表在英國營養期刊上的文章指出，蝦紅素可以抑制失智症（dementia）的發生及惡化。在這個十二星期的人體實驗中，參加者血液中的 phospholipid hydroperoxide有顯著減少，而此種物質大量堆積在失智者的血液之中。

多個由美國、韓國及日本的動物及人體實驗，證明了蝦紅素對腦部各種機能有強烈保護功能，能夠改善神經組織老化，即使對中風者的腦也能減緩及補救其傷害。

見證一

吳女士，50多歲，國立台灣大學醫學院教授。以往在授課時常感到體力不夠充沛，不時有短暫的暈眩現象，必須用雙手支撐講台，待數秒鐘穩定後才能回神繼續授課。在服用蝦紅素三個月後，上述狀況已獲得改善，暈眩現象沒有再發生過。在每日健走時感到體力有長足進步，精神上也比以前旺盛。服用的劑量為每日10mg。

見證二

　　筆者同學李先生，60多歲，有自律神經失調的毛病，經常在下樓或下坡時產生平衡問題，嚴重時覺得人會一閃，好像立刻要跌倒，好幾次差點形成傷害。有一次下樓時幸好太太在旁邊扶了他一把，否則後果不堪設想。他服用蝦紅素每日6mg，兩個月後增加到每日12mg，6個月後此狀況徹底解決，至今沒有再出現過自律神經的問題。

12.可緩解風濕性關節炎（rheumatoid arthritis）

　　風濕性關節炎是種非常難治且痛苦的病症。已有臨床報告證明，蝦紅素對風濕性關節炎有很好的緩和作用。一份對250個患有此病患者的問卷調查指出，在使用蝦紅素以後，85%以上的人感覺改善了他們的狀態（Guerin, et al. 2002）。但需要持續使用蝦紅素6個月以上，同時不同患者劑量要有增減，且必須在醫生指導下進行。

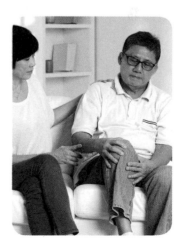

見證一

　　美國的 Almadora Ang 女士 2014 年秋的見證中說：我患有風濕性關節炎，每日必須服用醫師所開的prednisone 5mg（一種針對內部炎症的藥物）。在使用蝦紅素每日12mg三星期後，已經能夠把prednisone 的劑量從5mg降低到1.25mg，我的目標是再過三個星期，將可以完全不用再依賴 prednisone 這種藥了。

見證二

　　美國的 Nancy Perrine 2014年7月寫下：我今年60歲，先生和我均患有風濕性關節炎，我自己的情形尤其嚴重。本來每天吃醫師配的 NSAIDS（nonsteroidal anti-inflammatory drugs，一種用來治療關節炎的非類固醇藥物），同時我的骨科手術醫師告訴我，我必須要換成人工膝蓋，因為我膝蓋的情形很糟糕。我覺得雖然 NSAIDS 對我有幫助，但是我實在不想要每天吃它。在服用每日12mg的蝦紅素三個星期後，居然我就可以把 NSAIDS 停掉。在連續服用三個月蝦紅素後，我現在覺得完全不需要做人工膝蓋的手術，在此我必須要說，是蝦紅素解救了我。

見證三

　　美國的 Clint H 先生在2014年11月17日寫下：我才服用了每天12mg兩個月，現在我的風濕性關節炎已經不再感到痛了。我已經把醫生開給我的止痛藥 Vimovo 及Tramadol 都停掉，因為我不再需要它們了。

13.可緩解後腰疼痛（lower back pain）、關節痛

　　美國內布拉斯加大學研究結果顯示，蝦紅素對抗下腰部疼痛有大量輕緩或者徹底根除的作用。用量為每日16mg，二至三個月後見效。不過千萬要記得，平常坐下時，絕對不能坐沙發，一定要坐在硬的靠背椅上，否則效果會受到影響。

見證一

　　美國伊利諾州的 Fred Gruber 在2014年9月29日評論說：在使用了三個星期每日12mg的蝦紅素後，我和太太兩人的關節疼痛大有進步。太太本來一天要吃好幾次的阿司匹林（aspirin），現在一次也不需要了，因為她的關節炎已經得到了控制。

見證二

　　在美國空軍服務的 Jeffrey Wayt 2014年9月說：過去20年來，因為下腰背疼痛的問題，從來就沒有睡過一夜好覺。現在僅服用了三個星期的蝦紅素，就解決了20年來的老問題，目前70%～80%的症狀都消失了，我終於能夠一覺睡到被鬧鐘吵醒了。使用劑量是每日12mg。

見證三

　　曾小姐，30多歲，在一研究機構上班，每天的工作就是操作電腦，一坐就是一整天，長期以來形成了後下腰疼痛，苦不堪言。在服用蝦紅素每日12mg兩個月後，基本上已經沒有再出現後下腰疼痛的症狀。

見證四

　　美國的 Mary Jane Ireland 在2014年11月30日發表的評論裡說：長期以來，我被關節及後腰疼痛所困擾，蝦紅素對我有極大的幫助，現在我幾乎已經感覺不到有任何不舒服，每天我都能精力充沛的過日子。

見證五

美國的 Kay Meador 女士在2013年11月寫下的評論說：我喜歡蝦紅素，我有極為嚴重的關節痛，在一到十的疼痛指數下，我的指數達到了七。在我服用了每日8mg的蝦紅素數星期後，我的關節痛指數已經下降到小於三了。蝦紅素使我能夠減輕服用醫生開給我的止痛藥及防止關節發炎的藥物。

14.可緩解時差綜合症（jet lag）

日本大阪大學（Osaka University）2008年的人體實驗證明，蝦紅素可以有效糾正坐飛機旅行所引起的時差現象。正確用量是每日20mg，連續服用3～5天。可以快速緩解或徹底根除坐飛機所帶來的時差不適。雖然此用量超過了每日最高16mg的限制，但因蝦紅素是中性無毒的，量多並不會對人體構成傷害。只要服用3～5日，時差問題糾正後，就可恢復原來的劑量。

見證一

2014年11月我從紐約飛上海，在出發三天前，我按照每日20mg的上述人體實驗用量服用蝦紅素，即使在飛機上我也

堅持服用。事實上，在高空因為輻射線（cosmic radiation）很強，又缺乏大氣層的保護，這些輻射能穿透機身，直接進入人的身體，會引發人體產生很多的自由基，更是需要用蝦紅素來對抗自由基。飛機上沒有橄欖油，幸好有牛油，就用牛油代替。我在抵達上海後並無任何時差現象，可立即參加當地安排的活動，連續服用了五天每日20mg後，就恢復原有用量每日12mg，絲毫沒有受到時差關係的影響。

因此我以個人的經驗，證實了上述日本大阪大學人體實驗的結果，服用蝦紅素的確是可能達到零時差的目標。從事空中勤務的人員，可考慮選擇蝦紅素來保護身體，抵抗由高空輻射所增加的額外自由基。

15.可改善睡眠品質

對某些人來說，在睡覺時最惱人的事莫過於打鼾了。有些伴侶甚至因為受不了對方打鼾，導致分房而睡，這多少也影響了雙方情感。

根據日本東北大學（Tohoku University, Sendai, Japan）在2010 年的研究發現，蝦紅素可以改善失眠、打鼾等睡眠品質問

題。自由基可能形成呼吸器官的慢性病變，進而產生打鼾現象。另外一個針對2.4萬位從40～79歲日本女性的問卷調查同時發現了，沒有足夠睡眠（小於7小時），會增加罹患乳癌的機率。改善睡眠品質的建議用量為每人每日6mg，約1～2月可見成效。

見證一

李先生，50多歲，有夜間睡覺打鼾的毛病，每夜均吵得太太不能入眠，必須用腳踢他幾次去停止他的打鼾，長期以來，使得彼此的睡眠品質都不好。在服用蝦紅素兩個月後，太太夜裡不再需要用腳踢他了，原來他打鼾的毛病已經消失，兩個人的睡眠品質也大大改善了。蝦紅素的用量為每日10mg。

見證二

同學何先生，有長期失眠的症狀，因此睡眠品質一直不理想。在服用蝦紅素五個月後，失眠情形大為改善，現在幾乎難得失眠，睡眠質量變好了，白天精神也充沛了。劑量為每天6mg。

16.可改善或根除長期便秘

蝦紅素能中和腸胃裡過量的自由基，抑制過多的胃酸，改善由消化系統不良所造成的長期便秘。建議用量為每日6mg，約兩個月後可見成效。

見證一

　　徐女士，60歲，經年累月為了長期性的便秘而煩惱，有時3～4天才排便一次，即使多飲水及多吃蔬菜好像也不管用。便秘乃是百病之源，糞便在腸內久了就會產生毒素，毒素又被吸收回人體，怎能不出現問題？在服用每日6mg的蝦紅素一個半月後，便秘問題竟然不藥而癒，現在每天早上起床後便能定時排便，整天都覺得清潔溜溜，神清氣爽，身心均感到非常舒坦。

17.可改善或根除四肢麻痺

　　四肢麻痺的主因多半是血脈不通暢，實際上多以自由基引起的輕微長期性的炎症為主。蝦紅素能糾正這些部位的自由基，改善或根除四肢的麻痺現象。

見證一

　　程先生，50多歲，長期覺得右大腿及小腿部位麻痺，尤其在早上起床時最為明顯，常常要麻煩太太替他按摩腿部，太太也被他弄得不勝其煩。他在服用蝦紅素每日6mg兩個月後，突然發現右腿不再麻痺了，這也免除了太太每天清晨替他按摩的工作。

第 13 章

服用蝦紅素
需要注意的事項

● 任何健康法則，必須持之以恆方能見效
● 服用需達到相當劑量，才能產生作用
● 同時要注意攝取均衡的營養

　　對於使用蝦紅素的注意事項，謹將各重要醫療網站，包括 WebMD 及廠商推薦等綜合如下：

　　1.首先，不是每個人都可以服用蝦紅素來抗氧化的。有極少數人對蝦紅素敏感，另外18歲以下，孕婦、哺乳者、心臟病患者，及服用醫生處方藥物者，均不宜服用。請參考本書第4章的詳細說明。

　　2. 有心臟病的人需要特別小心，因為蝦紅素會降低血壓及減少每分鐘心跳的次數。影響幅度約在5%左右，也有試驗測出比較高的幅度，但實際度數因人而異；另有記載顯示，某些人的心跳會停跳一拍（產生心悸動），所以需要在醫生評估後才能使用。

　　3.服用蝦紅素來抗氧化，首先要戒煙，否則會大大的減低它的功效，一根香煙將會增加約1000萬億（即1後面加16個「0」或10,000,000,000,000,000）個自由基。抽煙是增加自由基的最大元兇，油炸食物則是第二個增加自由基的來源。

　　4.蝦紅素雖然是具有脂溶性及水溶性兩種性能，但其水溶性沒有脂溶性來得好，基本上它可以完全溶解在油脂裡頭，但頂多只有四分之一能溶解在水中。為了使其發揮最好最大的效果，可用一小匙橄欖油（含有Omega 9）、深海魚油（含有

Omega 3）或亞麻仁油（含有Omega 3）服下。 時間上最好在飯吃到一半時，即將它摻雜在其他食物中服用，因為菜裡面會有其他油脂可以利用。

　　有些廠家在製作蝦紅素時，已經加入了一點植物油以幫助其溶解，但是為了使它發揮最大效果，不妨用食用油服下。亞麻仁油因含有Omega 3，因此比橄欖油為優，但我個人不喜歡亞麻仁油的味道，比較喜歡橄欖油的清香口感。我是買特別初榨橄欖油（extra virgin olive oil），一小瓶可以用一兩個月。因為每次只要一小匙，所以一定要買品質最好的，

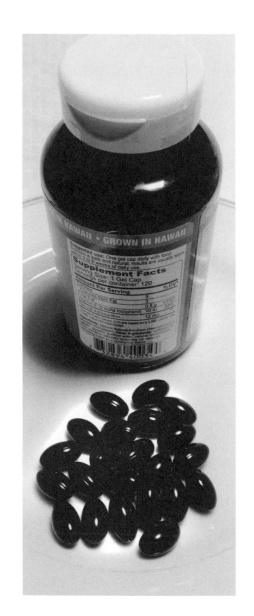

選擇有信譽、有歷史的大廠商，比較可以保證品質。

5.在蝦紅素劑量方面，一天以4～5mg為標準，但即使服用到8～10mg也是相當安全的。在有特殊情形下，譬如肌肉扭傷、皮膚曬傷等，可以酌情增加用量，若是傷痛痊癒了，就應該恢復成原來的用量。一般以不超過每日16mg為原則，16mg也是世界衛生組織（WHO）設訂的限量。另有一點需要注意，若是有人不按照建議，而大量服用蝦紅素的話，對身體並無加碼的幫助。雖然不會中毒，多餘的會由肝臟代謝排除，但是有可能使臉部兩頰的皮膚顏色變得紅紅的，像猴屁股一樣，因此要謹慎用量。

6.有人可能說，直接吃含有蝦紅素的海鮮不就得了，何必吃維生素丸？這有些不太實際，因為人體要得到5毫克的蝦紅素，必須吃1公斤野生鮭魚才行。必須是野生，因養殖鮭魚的蝦紅素含量只有野生的十分之一，同時沒人有那麼大的胃，可以每頓飯都吃1公斤野生鮭魚，更不要說花費了。

我一般用餐不會選擇養殖的鮭魚，因為養殖鮭魚所含的蝦紅素，是從石油中提鍊的「人工合成蝦紅素」。人吃了以後會間接吸收了人工合成的蝦紅素。另外由美國格雷頓大學（Creighton University, Omaha, Nebraska）在抗氧化能力方面所做

的實驗證明，天然蝦紅素的功效（由雨生紅球藻萃取）要比人工合成的大20倍（2001 Bagchi）。因此我們應該直接吃天然雨生紅球藻製成的蝦紅素，比較方便健康。

一粒6mg的蝦紅素，在價格上只有一杯咖啡十分之一的價錢，也就是說6杯咖啡的價錢（約10美元）就能買到一瓶60粒的蝦紅素，足夠吃一個月。所以絕對是花小錢，收大益。

7.在服用蝦紅素後，大便應該還是正常顏色，最多僅是增加了一點點橘紅色。若是發現大便變成了紅色，或不能成形，這就表示可能有下面問題：

a.可能服用方法不對。最好是用油脂服用才能使蝦紅素溶解其中，而被身體吸收。若僅用白水吞服，則因其不能充分溶解，大部份蝦紅素將被排出體外，而不能產生預期的效果。服用蝦紅素最錯誤的方法就是用冰水或白開水。請參考本章前文說明。

b.可能是腸胃有問題無法吸收。應該停止使用蝦紅素，先到醫生處將腸胃問題治療好再使用蝦紅素。

c.可能是膽功能障礙。不能順利分泌膽汁，造成腸胃無法順利吸收蝦紅素，此時應立即停止服用蝦紅素並就醫，等膽功能健康時才能恢復服用。

　　d.也可能是其他消化器官有問題。需要醫生確診治癒後才能使用蝦紅素。

　　8.在服用蝦紅素後，有些人會產生睏倦想睡的反應，尤其是在使用劑量較高的時候，所以服用後不能開車或做需要精神集中之事。有此反應者，也許改在晚飯中服用為佳。

　　9.根據研究，蝦紅素在服用6小時後，血液中的濃度為最高，約用量的30%已進入血液，其後會慢慢降低。若是一天服用10mg，應在早餐時服用5mg，晚飯時再服用5mg，使其濃度平均分配。

　　10.有研究報告指出：使用蝦紅素會使血液中的鈣微量流失，但同時這報告也提到，因為流失量太小，不能構成任何有意義的傷害，因此對於此影響應該不必重視。以上是由韓國國立江原大學（Kangwon National University）生物系在2003年綜合44個研究報告所發表的論文。我也仔細地研究過這份報告，發現它在結論上特別強調了兩點：一是有關血液中鈣會降低的老鼠試驗，其降低的份量太小，因此並沒有「臨床的意義」（clinical significance）；二是因為降低份量過小，因此可以被忽略。某些個別的有心人士，有不少發表在網路上的文章，他們特別強調蝦紅素會使人鈣質流失，其實這是不正確的，有些危

言聳聽。蝦紅素使用者大可安心，它不會造成血液中的鈣大量流失。

人體的鈣有99%在骨骼及牙齒裡，只有1%在血液及淋巴液裡，但血中的鈣若是缺少，會使血液不能凝固，而使人體pH值偏酸，同時人的副甲狀腺會發出指令，從骨骼中釋放鈣到血液中去補充，這是很糟糕的事，因為此舉會引起骨骼缺鈣。無論如何，我們在平日必須注意鈣的補充，鈣是對人身體極端重要的礦物質，必須適當補充，但不能過頭，以免產生其他問題。

綜合以上資料：只要在平常飲食中，多攝取鈣含量高的食物。若在陽光不足時期，亦可每天服用適量的維生素如D_3 1000IU。另外每天儘可能曬15～30分鐘太陽，血液中的鈣含量應當不會出問題。在每次例行身體檢查時，請特別注意血液中鈣含量是否正常，試驗名稱為「25 hydroxyvitamin D」。

最後，任何改善身體的健康法則，若是不能持之以恆，就不能充分見效。使用蝦紅素抗氧防老，不能三天打漁，兩天曬網，一定要定時定量，才能獲得預期的成果。蝦紅素在人體內會產生「生物聚積」（bioaccumulation）的作用，它有一部份會儲存在五臟、肌肉及脂肪裡面。但是若沒有達到相當劑量，是不會有作用的。

　　同時，在服用蝦紅素時，要盡力改變吸煙、酗酒、熬夜、吃油炸食物等會大量增加自由基的習慣，否則便事倍而功半了。另外，由於它是由細胞層次來改善人體的健康，因此要注意均衡營養的攝取，唯有細胞得到了充分的營養，才能正常成長、茁壯、分裂及增生，人體才能健康。

第 14 章

怎樣選擇
蝦紅素產品？

● 一定要選對產品，必須是由雨生紅球藻
　（haematococcus pluvialis）萃取

　● 不要採用人工合成的產品

蝦紅素產品繁多，基本上可概分成下列四種：

1.藻類萃取（最多）。

2.菌種培養萃取（紅酵母菌）。

3.人工合成（synthetic）（從石油中提煉）。

4.甲殼提煉（很少）。

首先說由人工合成的產品，此種蝦紅素是從石油中提煉，然後經過複雜的化學工序而完成。此種產品最好不要使用，因其產品中含有類固醇之類的激素，很多使用者有不好的反應。這種產品一般來說，被大量的用在養殖業，或者作為紅色染劑之用，但也有少數廠家做出來給人吃，價格低廉，所以我們應該避免購買人工合成的產品，凡是產品上有「synthetic」字樣的絕對不要購買。

其次是甲殼提煉的，好像只有在北歐的少數廠商才供應，主要產品是提供給養殖業及食品加工業使用。是否有下游廠家利用這種原料製作給人服用的蝦紅素則不得而知，但若是有，他們必須註明原料為甲殼提煉（extracted from seafood shells），此類產品的功效，沒有藻類萃取的來得好，因此不建議購買。

蝦紅素生產的方法有十幾種之多，同時新的生產方法也不斷的研究出籠，但是給人服用的蝦紅素，主要還是由藻類培養

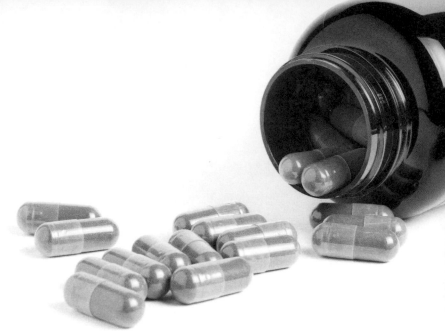

一般來說，甲殼提煉的產品均會註明：由海產殼中萃取
（extracted from seafood shells）。

萃取，少部份由紅酵母菌種培養萃取，因此這裡只就藻類和菌
種生產加以分析。

　　先就藻類萃取（haematococcus pluvialis）及紅酵母菌種萃
取（phaffia rhodozyma）作一比較：首先，由藻類萃取的雨生紅
球藻所生產的產量，每公斤約可生產蝦紅素40克。而用傳統方
法菌種萃取，僅能生產約8克；其次，由其化學分子的「幾何
結構」上來分析，由雨生紅球藻萃取所生產的蝦紅素，在高速
光譜儀下100％為左旋形式、脂溶性，及有最強的抗氧化活性，
而由紅酵母菌培養生產的則100％為右旋形式、游離性（水溶
性），只有部份（約四分之一）的抗氧化活性。因此不建議購
買由紅酵母菌生產的產品。

現在將結論條列如下：

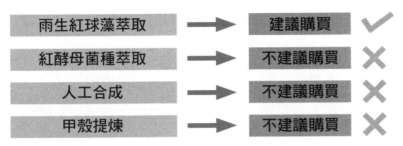

目前生產給人吃的蝦紅素，大多數廠家是採用藻類萃取，原料是雨生紅球藻（haematococcus pluvialis），因此為了配合藻類所製成蝦紅素的傾脂溶性，在服用時建議用一小匙橄欖油、亞麻仁油，或深海魚油服用，以增加其功效。

在此附帶一提，台灣工研院已授權量產了紅酵母蝦紅素，那是擁有專利權，以基因改造方式生產的，可使產量增加約100倍。此產品基本用在養殖、食品染色及化妝品上。因為是新產品，至2014年還沒有任何試驗證明其安全。目前世衛組織（WHO）及美國FDA，均還沒有認證基因改造產品的安全性，因此使用此類產品有一定的風險，但也可能在將來被證明是非常安全的。

在選擇廠家時，首先要了解他們製作的過程，每個廠家都有網站可供查詢，若是某家廠商沒有在其網路公佈製作過程，

即是生產過程不透明，則應該避免採用其產品。因為如何採原、如何清洗去雜、如何製成膠囊、如何設定保鮮期，是我們消費者應知的權利，所以要謹慎選擇。

　　還有最重要的一點，就是了解廠家在萃取時，「有沒有」使用有毒物質，所以萃取的技術非常重要。目前，最好的來源應當是選擇在乾淨、安全、沒有污染的海域，譬如美國夏威夷所養殖的雨生紅球藻。而最佳萃取的方法則是採用冷凍液化的二氧化碳（超臨界二氧化碳）萃取法，這樣才能保證產品的優秀品質。使用來源為天然藻類，並採用高科技方法製作出的蝦紅素，它的安全性、純淨度及有效性才有保障。

　　另外，有些公司的產品製作嚴謹，品質也不錯，但價格昂貴，每100mg蝦紅素要賣到一百美元以上，他們的說詞是，因為擁有幾十種專利，研究費用高，所以產品較貴，至於是不是要買他們的產品，為見人見智，若價錢不是問題，購買他們的產品，品質會較有保障。

　　目前世界上主要供應人

類吃的蝦紅素最上游的廠商只有四家，分別是：

1.Cyanotech 在美國夏威夷。

2.Algatech 在以色列。

3.Piveg 在墨西哥。

4.Fuji Health Science 在瑞典（日資）。

幾乎所有的下游廠商均向以上四家購買。至於推薦哪一個品牌，則不是本書的目的。讀者可至健康食物商店、維他命專賣店選擇，或者上網研究後直接由廠家網購，也可從流行的直購網站上購買。但購買前先要研究其產品的品質，及觀看「已使用者」的見證。

下面僅將部份美國廠商陳列於此，其產品均為由雨生紅球藻萃取的，供讀者參考之用，各產品均可在各大網站購買（以英文字母為排列順序）：

蝦紅素產品名稱	公司名稱
AstaFactor	Mera Pharmaceuticals
Astaxanthin	Astavita
Astaxanthin	Eden Pond
Astaxanthin	Health Origins
Astaxanthin	Jarrow Formulas

蝦紅素產品名稱	公司名稱
Astaxanthin	Life Extension
Astaxanthin	Nature Made
Astaxanthin	NOW Foods
Astaxanthin	Nutrigold
Astaxanthin	Prime
Astaxanthin	Pure Encapsulations
Astaxanthin	Puritan's Pride
Astaxanthin	Solgar
Astaxanthin	Solaray
Astaxanthin	Source Naturals
Astaxanthin	Sports Research
Astaxanthin	Viva Laboratorios
BioAstin	Nutrex

第 15 章

服用蝦紅素後
的反應過程

- 必須要過的關卡：瞑眩反應
- 副作用是永久性的，而瞑眩反應
  則是暫時的
- 瞑眩反應：蜜月期→排毒期→
  酸痛期→倦怠期

　　根據日本醫學博士，日本巴利亞生化研究所所長，丹羽芳男研究的結果，任何使用細胞層次的維生素療養法，均會產生反應。此種反應被稱為「瞑眩反應」，亦可稱為「好轉反應」、「可逆反應」、「逆轉反應」或「治癒反應」。丹羽博士強調，身體必須經歷「瞑眩反應」，才能將自由基等毒素排出體外，細胞才能活化，組織才能重生，機能才能恢復，身體才能重新獲得健康。

　　但他認為，不是每一個人都會產生這種反應，基本上可歸納成三種情形：

　　第一種：身體非常健康的人，將不會感覺到任何反應。

　　第二種：身體非常糟糕的人，也不會感覺到任何反應。

　　第三種：亞健康的人，或有隱疾的人，會有不同程度的反應。

　　丹羽博士研究發現，「瞑眩反應」快則三至七天，慢則兩、三個月就會發生，每一種反應的時間約二至七天，不同的反應會發生在不同的時間。因此有些反應事實上是正常的，不必驚慌，不要誤以為是蝦紅素引起的副作用，這不是副作用而僅是「瞑眩反應」。實際上是可喜的現象，這代表蝦紅素已經在使用者的身體上產生了作用，正在改善身體的狀況，此時必

須堅定意志，度過難關，才能走向健康大道。

　　若想要身體好，然而又不能承受變好過程中的小小痛苦，就輕易放棄蝦紅素，則身體很快的就會還原到初始的狀態，不會有什麼改善。

　　另有一種情形是，一旦有些反應，使用者本人原想要繼續，但其周圍的人卻因為缺乏對蝦紅素瞑眩反應的認知，而建議他放棄，讓他改善自己健康的計畫半途而廢，實在令人惋惜。我們必須認知，只有願意付出代價才能獲得健康，就像是獲得運動成果一樣，那是經歷多少汗水、酸痛、時間、金錢，才能達成的？

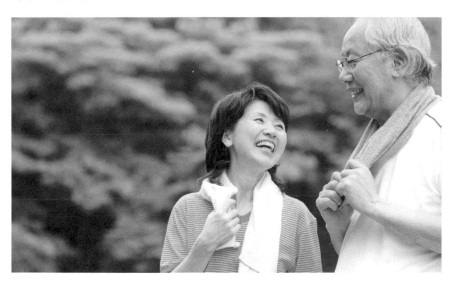

　　一個人除非是屬於非常健康的族群，譬如18～30歲之間，體內並沒有需要調整之處，也就是說自由基並沒有對他的身體造成任何傷害，那他當然不會有什麼反應。這是好事，應當慶賀，這證明他身強體壯，並不需要額外的超級抗氧化維生素。因為他身體內不但能夠自然產生抗氧酵素「超氧化物歧化酶」（簡稱 SOD, superoxide dismutase），而且有身體內其他的抗氧維生素將自由基中和代謝掉了。若是在30～40歲之間的人，而身體狀態一直不錯，那麼他可能僅有很少反應，且反應時間也會比較短。

　　另一種情形是，健康情形非常糟糕的人，或者年齡已經很大了，這時也會沒有反應，這是因為細胞已失去活力，病化及老化了，無法對抗氧化劑產生反應。此時若是要以蝦紅素來幫助改善健康，必須「非常」有耐心，因為多數人是「虛不受補」的類型者。服用量劑一定要少，每日不應超過4～5mg。 這是因為身體承受不了太多量劑，服用過多反而會有不良反應。必須至少持續少量使用數個月後，直到身體情況有進步，才能調整用量。

　　蝦紅素在身體上會產生「生物聚積」的作用，沒有達到一定的程度是不能產生效果的。但若是服用的方法不對，或者腸

胃吸收有問題，也會沒有反應，請參閱第13章的詳細說明。

　　絕大多數人是屬於亞健康的族群，蝦紅素對這群人會有因人而異的不同反應，同時可能是多次的，由重而輕的反應。但這跟副作用不同，副作用是永久性的，譬如每次吃感冒藥都會想要睡覺，而「瞑眩反應」則是暫時性的，經歷了「瞑眩反應」之後，身體會變得更好。這是因為亞健康族群的體質大部份是偏酸性的，身體中存在很多平時攝取食物時的化學及人工添加劑，水果及蔬菜上殘留的農藥殺蟲劑，服用醫生處方藥物裡的化學物質，尤其是抗生素等強烈藥物，食用養殖肉類，禽類及海產時所轉載到我們身上的抗生素及荷爾蒙，及人體新陳代謝時所淘汰的物質等等。真正健康的人，身體應該是弱鹼性的。蝦紅素會中和自由基，而試著將人的體質慢慢轉變為健康的弱鹼性。

　　當然，這個過程會很漫長，實際時間會因每個人不同的體質而異，很可能要一兩年或者更長的時間。所謂「冰凍三尺，非一日之寒」，雖然我們身體的老化是自然的規則，但也有一些是經年累月的忽視，及過份追求口腹之慾，同時缺乏運動、保養及定期的排毒所致。但這個服用蝦紅素使得身體變好的過程，一定是正確的方向。譬如說目前是酸性體質，蝦紅素會幫

助其轉變為弱酸性；若已經是弱酸性體質者，它會幫助調成中性，然後進步到弱鹼性的健康體質。

　　健康人體的酸鹼值應為弱鹼性，其pH值應在7.35～7.45之間，任何人偏離此一數值，均有改善的空間。在每次身體例行檢查時，請您注意自己身體的酸鹼度。

　　若是亞健康人群服用了蝦紅素，而並無任何排毒反應的話，多半是因為其他的輔助營養素不夠。根據諾貝爾獎得主鮑林博士「分子矯正營養學」的觀念，若是細胞要新陳代謝及分裂增生的話，需要45種以上的營養素（20種礦物質、17種維生素與8種必需胺基酸），要補充維生素B群、鈣、鎂、鋅及螺旋藻等營養素，才能有效的讓細胞再生增殖，同時產生排毒反應。

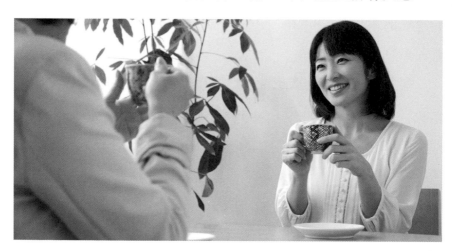

　　「瞑眩反應」並不是什麼新名詞，在中國二千多年前的古籍《尚書》裡面就有提到，《尚書》〈說命三篇〉的上篇中，有句話是這麼說的：「若藥弗瞑眩，厥疾弗瘳」。意思就是說，藥吃下去以後，若是沒有激烈不良反應的話，病就不會好起來。當然蝦紅素並不是藥，而是極強的抗氧化維生素，但因為它是由細胞分子層次來中和自由基，所以也會引起此反應。瞑眩反應有輕有重，因人而異，有些人僅有少數幾種，有些人卻包括大部份反應。那麼瞑眩反應有哪些症狀呢？丹羽芳男博士綜合了一些可能的反應：

　　1.白天有倦怠疲勞感覺：尤其在午飯後很想要睡覺。精神不能集中，總覺得很疲倦。

　　2.晚上失眠：晚上反而較為興奮，無法正常入眠。一般來說，這種情形會持續一段時間。

　　3.偶然的暈眩感：覺得好像要昏倒，但幾秒鐘後又好了。一般來說，若無特殊身體狀況，每人僅會經歷一次這樣的暈眩反應。

　　4.便祕、黑便、腹泄或腹痛：是排毒過程，可能會有數回。排便、放屁次數可能增加，尿液可能變濃。

　　5.皮膚搔癢：大部分人均會有的反應。有時皮膚會產生紅

色紋路,或在臉部長出類似青春痘的疙瘩,關節或體內某些肌肉會酸痛。這些均為中和自由基時,所產生的短暫或長久的現象。最後紋路或疙瘩會在數日內退去。

6.原有的濕疹問題會發作:有時會變得比以前更加嚴重,這時不須恐慌,應力圖克服此不適過程,數日之內便能改善。

7.噁心、發熱或血壓暫時升高:也是中和自由基可能有的反應,但均為短暫現象,一兩天內就會消失。

8.痰多、咳嗽、喉痛、失聲、流鼻涕及肝火上升:此為代謝的過程,均為排毒現象,此種反應可能會持續較久。

9.肩膀僵硬:肩膀好像凍住了,但僅延續幾天就會慢慢的好轉。

10.在經期內的女性其經期會混亂,變長或變多,也可能有暫時停經的現象。

身體上原有的舊傷痛,譬如腰部曾經扭傷過,但當時認為已經治癒了,這種舊時的傷痛,多少都會留下一些後遺症,有時一不小心就會復發。蝦紅素會試著將此處自由基清除,因此感覺此部位隱隱作痛,通常在晚上睡覺時最明顯,要看原來傷痛的程度,此種疼痛可能持續數天或者更久。一般性的關節和肌肉受傷,也會有相同的反應。

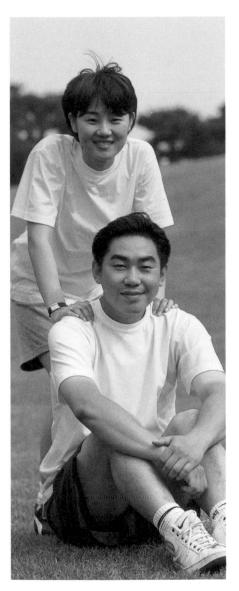

最後在此要強調，若是原來身體就帶有某些疾病的人，其瞑眩反應或許要比上述的更為嚴重。這就是為什麼在本書「第4章：什麼人需要蝦紅素？」中已經指明，有急性或慢性疾病者，不宜逕行服用蝦紅素，免得引起嚴重的反應，應先諮詢你的醫生再做決定。

丹羽芳男博士也提到「瞑眩反應」的四個階段，那就是：

第一階段：蜜月期

最初的服用反應是讓人精神為之一振，尤其蝦紅素能立即穿越血腦及視網膜屏障，讓人在數天內感覺到視覺清晰度提高。

第二階段：排毒期

此時期是身體排毒的時候，會有皮膚搔癢、便多、屁多、尿色變深、尿蛋白減少等排毒常有的現象；偶爾也會有極為短暫的暈眩感。

第三階段：酸痛期

蝦紅素在努力中和身體有隱疾、宿疾處的自由基，打通血脈及肌肉的障礙，原來會酸痛的地方，如關節會痛得更嚴重，去看醫生也只能拿些止痛藥，一定要撐過這幾天，或者更長的時間，就會苦盡甘來。

第四階段：倦怠期

此時身體所有能量均用來輸送氧氣及養分，去再造細胞，活化細胞組織之用，人會覺得疲憊不堪，只想要睡覺。但此時蝦紅素的目標已達到，只等開花結果了。

根據丹羽芳男博士診斷病人的經驗，以上過程在服用蝦紅素中可能多次重複出現，但卻不一定按照上述一到四的程序，有時會交叉或反逆出現。一般來說，症狀應慢慢減少減輕，而我們的身體就會越來越健康了。

　　若是上面所提到的所有程序，均經反覆多次出現後，人的身體就能進入一個新境界，您會欣喜又重新找到了健康的第二春，此時真的是進入「神清氣爽，四肢輕盈，面容華闊，五臟泰和」的理想境界了。因為自由基被抑制，細胞得到修復活化，組織機能重回健康狀態，皮膚會有彈性，黑斑已經褪去，人會精神飽滿心情愉快。因此若是下定決心，克服此時期的「瞑眩反應」，就能漸入佳境了。古詩有云：「不經一番寒徹骨，怎得梅花撲鼻香」。

　　下面將我個人服用蝦紅素的經歷列述於下，由於每個人年齡、體質、性別都不同，因此反應也个可能一樣。因此，個人經歷僅供參考之用。

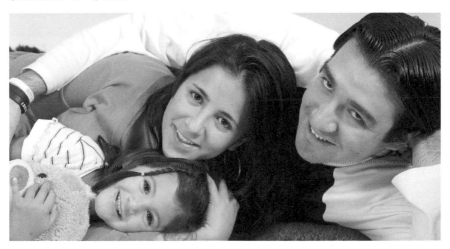

服用蝦紅素一個月的總結：

服用蝦紅素每日10mg，一個月後身體基本上覺得比以前輕鬆，身上若是有些小傷痛也會受到蝦紅素的治療，治療的過程會分好幾次，通常在夜晚睡眠時間進行，會覺得有不適之處，似乎是有物質在那裡工作，總之是可以接受的不舒適，但第二天清晨感覺就好多了，有進步。

眼睛在睡覺時會偶然流水，好像在排毒一樣，但第二天清晨會感覺輕鬆很多，看東西比較不吃力，視力的清晰度進步了，原有150度近視也只剩下100度了。精神與體力有明顯的增強，即使有數夜失眠，但第二天也不覺得倦怠，白天精神一直很好。

原來比較吃力的運動，可以輕輕鬆鬆地就完成了。走路一、兩個小時不覺得累，感覺體力上比一個月前進步了一些；原來游泳游十個來回總要休息好幾次，現在可以完全不休息一次完成；比較不怕曬太陽，並沒有用防曬油，皮膚也安然無事，沒有被曬傷。

服用蝦紅素兩個月時的一項瞑眩反應：

我一向有些脾胃及消化系統方面的問題，在服用蝦紅素接

近兩個月時，有一天因天氣炎熱，早上便喝一杯冰咖啡，當天下午開始腹瀉，連續瀉了三天，當時我不知是暝眩反應，還是僅僅喝冰咖啡弄壞了肚子？在第三天時，幾乎想要吃止瀉藥，因為體力已經下降，但奇怪的是精神並沒有不好，還是能夠正常活動，才想到冰咖啡可能僅為暝眩反應的催化劑，因為我去的咖啡店，不太可能用不乾淨的冰和杯子，因此想再撐一天再說，當時止瀉藥已經買來放在桌上，再三考慮之下還是沒有吃，結果第四天早上醒來時腹瀉已不藥而癒了。

當天下午我覺得體力已經恢復了，於是便去台北大安運動中心游泳，我一直以游泳來測試體力，發現已經恢復了九成以上。從此以後，我的脾胃消化系統大有進步，直至今天均非常正常。這裡的一項觀察是，若是真的吃壞肚子所產生的腹瀉，體力的恢復絕對沒有那麼快，試想連續三天腹瀉，總要好幾天體力才能恢復？而我復原極快，所以推估應該是暝眩反應。

服用蝦紅素六個月的總結：

服用蝦紅素每日12mg，早餐時6mg，午餐時6mg。基本上每天精神都很充沛，過去長期以來坐辦公桌所遺下的後下腰疼痛（lower back pain）已經消失得無影無蹤。早晨洗臉時，即便

彎腰時間很久也無所謂，好像有回到從前年輕時的感覺。刷牙時發現並沒有以前厚重的舌苔；臉上原有些黑斑也徹底的淡化退去，雖然仔細看還是有些痕跡，但是乍看之下好像已經看不出有黑斑。每日只要睡八小時，一天精神都很好，不需要睡午覺。每天走路一小時輕鬆愉快，順便曬太陽半小時，只要把臉部防曬工作做好，其他若可能，儘量穿短袖短褲接受陽光。

感覺上整體健康情形大有進步，在攝護腺（前列腺）功能方面也有進步，我原來在這方面的問題不大，一直排放算是正常，但有時候會有餘尿，現在非常順暢，已經沒有餘尿的問題。

睡眠品質改善很多，本來常常失眠不易入睡，現在約半小時可睡著，同時下半夜睡得很好，可進入深睡2～3小時。體力能夠迅速恢復，有一天下午，我帶小狗去台北大安森林公園玩，和小狗在公園草地上互相追逐近3小時，第二天一切如常，絲毫不覺得前一天大量運動過。

服用蝦紅素兩年的總結：

首先，綜合健康情形較兩年前大為進步。用我個人最近的體驗報告為證，我的血壓及心跳速度為115/70/65，體重為66公斤，身高176公分。我記得年輕時身高是178公分，上了年紀以

後縮短了2公分。三酸甘油脂、好膽固醇、壞膽固醇及總膽固醇均由兩年前的「異常」而進步為「正常」。好膽固醇現在為55，大大超過正常指標（>40）。LDL/HDL的比率是2.4，小於正常指標（<3.6），總膽固醇/HDL的比率為3.6，小於正常指標（<7.4）。 驗血、驗尿報告中其他的項目均為正常。骨質疏鬆的正常指標為+1～-1之間，而我的骨鬆指數是-0.9，屬於正常。我記得兩年前是-1.2，屬於不正常，所以兩年來骨質疏鬆的問題也進步為正常了。

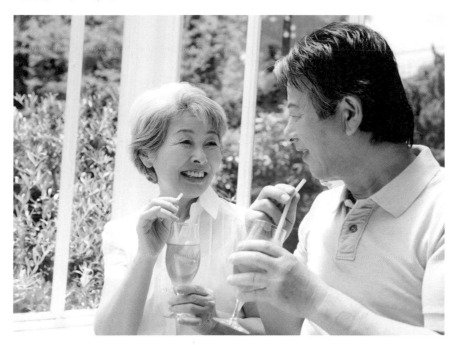

6個月以前，在一次腹部超音波檢查時（包括肝、膽、胰、脾、胃、腎臟），發現了我有一粒1.65公分的膽結石。了解這情況以後，我立即採用兩種維生素，一是每日500mg的膽鹼及纖維糖（choline & inositol），另外加上每日2400mg 的卵磷脂（lecithin）。真是神奇，幾天前再去做腹部超音波的複檢，結果一切正常，膽內的1.65公分結石已經消失得無影無蹤了。

臉部原有些黑斑，均漸漸淡化褪去。身體上毛髮漸漸變黑轉濃，和同年齡人相比，髮色較黑，僅在兩鬢略有些花白頭髮。左腳原有一腳趾略有灰指甲的傾向，也就是厚度增加，現已恢復正常，與其他腳趾甲比較，並不能看出其異常。體力有常足的進步，不須午睡，早上起來後至晚上十一點左右就寢，精神一直都很充沛。但是有一點和一般同年齡的人有些不一樣，那就是我每天必須要保障八小時以上的睡眠，否則就會覺得睡得不夠。這和一般六、七十歲的人僅需要五、六小時的睡眠有很大的差別。

有關這睡眠問題，我特別請教了美國的一位睡眠專科醫師，他說：睡眠時間因人而異，沒有一定的標準，不需煩惱，假如你有這樣的需要，你就睡足它，不必覺得內疚。總的來說，我很高興這兩年來健康上的進步。

　　這兩年來主要的體驗是，蝦紅素是一個健康的根本基礎，但整體的健康是和「均衡的營養」及「適當的運動」息息相關。在這一方面請參閱本書新增的「第16章：蝦紅素乃萬補之源」。

　　每個人最後都會老去死亡，但希望蝦紅素能夠延緩老化，保障一個有品質的老年生活。老化並不代表失敗，相反地，老化只是讓我們進入了一個新的成長過程。剛才看見電視播出一個採訪大陸長壽鄉的節目，一位老太太，102歲了，還是每天忙碌著家務及農務，她個人生活仍然可以完全自理，也許將來有一天她會由睡夢中逝去，這就是我所追求的，不要在病痛中死亡，而是在自然生命的極限後死亡。

蝦紅素
乃萬補之源

● 簡單的說，若是不使用蝦紅素來
抑制自由基，僅是服用其他的補品，
則再怎麼補也是「收效甚微」

蝦紅素是針對人體細胞層級的抗氧化素，全面改善細胞生活的環境，它能中和自由基，有效提升細胞分子的功能，使得其他進補的營養素能夠發揮充分的作用。簡單的說，若是不使用蝦紅素來抑制自由基，而直接服用其他的補品，則再怎麼補，其結果也只有四個字——收效甚微。也就是說，蝦紅素應是「萬補之源」。

若不使用蝦紅素，自由基將無法被有效的控制，而其他各類補品就變得無法發揮，使得事倍而功半了。所以不論是採用漢方傳統的補法，或是用現今流行的維生素及營養素來進補，首先必須正本清源，將自由基控管在理想的濃度之內。

自由基對三十歲以上者已經佔了上風，人到了四、五十歲，自由基已有絕對優勢，在六十歲以上的人，自由基針對身體的摧殘與日俱增，若是不採取有效的手段來抑制自由基，一個人衰老的速度將會以等比級數來增加。同時從自由基破壞所引發的疾病，也將使老年的生活品質大幅降低，死亡快速到來。

當蝦紅素中和了自由基之後，我們的身體才能進入一個較為理想的狀態，這時候才能充分的補充營養品，讓細胞在健康的環境裡成長、強壯、分裂。「均衡的營養」來自「均衡的飲食」，食物的種類越多越好，應以素菜為主，佐以海鮮及禽肉

類，其比例約為4：1，即四份素菜一份葷菜。

北京中南海的廚師們，被要求為中國領導人準備每日超過28種以上不同的食物，主食方面是小米、豆類、芝麻、薏米等五穀雜糧。少食多餐，少肉多菜。盡量不吃四條腿的動物，也就是兩條腿的（雞、鴨等）比四條腿的（牛、羊、豬等）來得好，而一條腿的（菌類）比兩條腿的來得好，然後沒有腿的（魚）比一條腿的來得好。總之，原則上少吃動物，多吃植物就沒錯。同時，烹飪食物的方法以煮、蒸、拌、燜、汆為主，

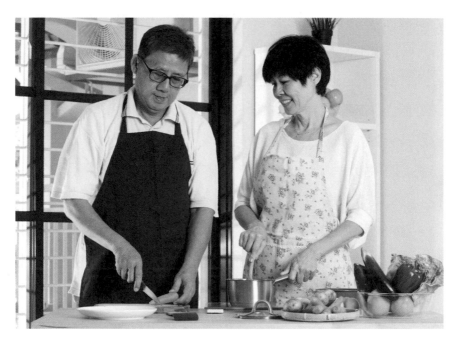

如此便能減少營養素的流失，炒和煎炸的食物盡量少吃或不吃。當然我們一般人是很難做到上述的水準，只能盡力自求多福，每日飲食儘量依照上述原則便可。

雖然我們的細胞需要近五十種的礦物質、維生素、胺基酸及各種微量元素，但是絕大多數的養份均可從日常飲食中獲得。當然，最理想的方式是，所有必需的細胞營養素均由自然食物及陽光、空氣、水中攝取，而不要服用任何非自然形成的補品如維他命等，但是這一做法將會非常困難，譬如若是天氣不好，沒有陽光，我們便不一定能由陽光中獲取足夠的紫外線，使身體產生充分的維生素D_3，久而久之，就會對骨骼的健康形成影響。又譬如，蔬菜水果吃得不夠，維生素C及纖維素就可能缺乏，容易造成細胞的傷害及有關的疾病。因此，萬全的方法是，以自然食物為主，再佐以維生素及營養素來補充身體所需的必要養份，而使細胞享受充沛的營養環境，使人身體裡絕大多數的細胞都非常健康，人便可以免於疾病，壽命自然延長，如此便能保障有品質的健康晚年。以上所述也就是二度諾貝爾獎得主鮑林博士（Dr. Linus Pauling）「分子矯正營養學」的精義。

我們身上細胞的薄膜，不但是守護細胞的大門，同時也是防

衛細胞衰老的防線。因為它們具有細胞間通訊傳播的功能，還有吸收營養及保護細胞核內基因損傷的作用。可不幸的是，細胞膜也正是自由基攻擊的主要目標。蝦紅素由於它特殊的分子結構，可以躲藏在細胞膜中來保護細胞，有效的解除了細胞被自由基氧化的問題，保障了細胞的健康，也保障了人體的健康。

科學是檢驗真理的最佳方法。在服用蝦紅素一段時日後，最好是每半年或一年做一次體檢，驗血的各項指標能正確地說明身體的狀況。壞膽固醇（LDL）、好膽固醇（HDL）、總膽固醇及三酸甘油脂的高低，血糖、血壓、心跳的波動，白、紅血球及蛋白質的濃度，血液中鈣的含量，骨質密度的變化，肝腎功能還有腫瘤血清等指標，均為需要追蹤的重點。

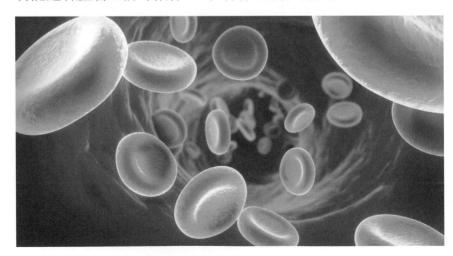

　　有關營養素的補充應當因人而異。每個人的需要均不一樣，但科學的決定方法，當以個人身體檢驗報告為準。若是各項指標均正常，身體狀況良好，精神保滿，只要平時注意飲食的攝取，不補充任何營養素亦無不可。一般來說，任何營養的補充，均應當適中，過猶不及，過少則不見效力，但過多除了浪費金錢不說，還可能增加了胃腸、肝臟與腎臟等的負擔。須知，絕大多數的營養素及維生素均不能被身體直接吸收，而必須經過身體多重器官的處理而後才能吸收。過多的某些維生素，嚴重時會造成身體中毒或不可逆轉的傷害，因此不可不謹慎。

　　當然詳細的補充方案，應用您的體檢報告為準，與您的醫師、營養師，仔細討論後再執行。我們實在應該把個人主要的注意力，集中到如何防止疾病的產生，以及如何改善個人在精神上及肉體上的健康，而不是等到有病以後，再花無比的精力和時間去治療疾病。

　　在林林種種的各種維生素中，如何選擇也是一門大學問，原則上流體的維生素要比固體的容易吸收，固體維生素中粉狀的較易吸收，但也不是每一種維生素都能找到流體形態的，同時每一種維生素均可能會以不同的形式出現。舉例來說，光是礦物質「鎂」，在市場上就可能有約七種形態的產品出

現，但是在此七種形態中要以流體的離子氯化鎂（magnesium chloride）為首選。

下列均為重要的營養素的作用，因人制宜，僅供參考之用：

改善骨質疏鬆——補鈣的迷思：

老年人最嚴重的危機是骨鬆加上跌倒受傷，常常一個原來有品質的生活，在一次意外中會改變為完全沒有品質的生活。補充鈣及加強腿部、腳部的力量是老年人必要的行動。

那麼為什麼有些人補鈣很成功，而有些人卻補出身體器官鈣化、鈣質沉澱等問題？嚴重者可能會有心腦血管鈣化阻塞？

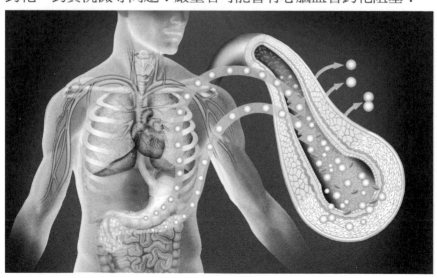

補充鈣的五大要件必須要相輔相成，缺一不可。

1.鈣的攝取。

2.鎂的平衡。

3.維生素D$_3$的攝取。

4.維生素K$_2$的攝取。

5.運動。

以上五要素是補充鈣的基礎，那麼實際上要怎樣執行？下面就分別論述一下：

鈣和鎂要取得大略為2：1的平衡，也就是兩份鈣要以一份鎂來平衡，若是失去了平衡，則可能產生吸收及肌肉抽筋等問題。美國FDA建議每人每日攝取量，鈣為1000mg、鎂為400mg。但事實上，在一般人日常進食的食物中通常都會攝取足夠分量的鈣，而真正的問題可能是鎂的補充不夠，而使鈣與鎂之間失去了平衡。

在我們補充鈣、鎂、維生素D$_3$及K$_2$之際，必須了解，鎂不但是平衡鈣不可或缺的關鍵礦物質，另一方面也是激活維生素D$_3$的必要礦物質，而維生素K$_2$則必須依靠活性D$_3$的幫助，才能進行它的工作，也就是將鈣送進骨骼及牙齒內，而不是讓鈣沉澱在血管或其他不當之處形成問題，因此K$_2$需要和鈣、鎂、D$_3$

共同工作，才能達到正確補鈣的目標，這四種元素的運作是環環相扣，缺一不可。

平日若有可能，我們也應盡量做些日光浴，使身體接受陽光中的紫外線，幫助身體製作維生素D_3。在日常飲食中要多注意食物中鈣、鎂、D_3及K_2的攝取。納豆是食物中K_2含量最高的，乳酪中一種叫Gouda 的K_2含量也很高，喜歡吃乳酪的朋友可選 Gouda 來補充K_2。但請注意，吃乳酪不能過量，過量容易產生肥胖及膽固醇的問題。同時需要注意的是，維他命K_2補充過量也可能產生情緒方面的波動，此點在女性服用者尤其顯著。K_2補充時必須由低而高，慢慢調整。維生素D_3使用量過多對男性可能產生陽萎，用量不可不慎重。

鈣的種類很多，要採用容易被人體吸收的鈣，硫球群島所生產的珊瑚鈣粉coral calcium powder 是個不錯的選擇。鈣的補充不要過量，若是日常食物中已經有足夠的鈣，則根本不須另吃任何鈣片。雖然我們可用K_2來幫助將鈣送到身體裡的正確器官——骨骼及牙齒裡，但過多的鈣也可能增加結石與鈣化的風險。當然，在正常運作下，健康的身體應該將多餘的鈣排出體外的。食用過多的鎂會影響血液的凝結度，鎂有稀釋血液的作用，對胃腸不健康者，也可能引起腹瀉、潰瘍及身體內部和眼

睛血管的出血現象。總之，每一種維生素的用量均應當非常謹慎，以免產生副作用而傷害到身體。

最後，不得不提到運動的重要性，尤其是年長者，每日均要保持一定的運動量，最好能做些腿部、腳部及全身的重力運動來控制骨質疏鬆。

改善身體虛弱，一般營養不足：

除了改善飲食，補充營養外，可考慮補充「螺旋藻」（spirulina），螺旋藻含有超過20種以上的維生素、礦物質、胺基酸及微量元素，是提升細胞養分不可或缺的營養素。螺旋藻本質上是一種安全的營養素，在一開始服用時，有些人也許會有一些反應，多半是疲倦和身上皮膚輕微的搔癢，這類情形最多持續一個星期，之後，一切都會恢復正常。這種營養素的用量一般是每日3克，但起初先從1克開始，慢慢增加，是較佳的辦法。僅有極少數人對其過敏而不能服用。

補充體力，增強精神：

可採用維生素B群、維生素E來補充精力。

若是每日一粒綜合B群維生素就能解決問題，那是最好不

過。在選擇B群維生素時要選激活性的B群（active），一般的B群大多是非激活性的，進入體內後還須身體本身機能加以激活（activate），多了一道手續，也增加了身體的負擔。

一般來說，有些人需要佐以某種單項B維生素來增強其效果。

B_{12}是增強精力的主要維生素，B_2、B_3及B_6也非常重要。但是補充B_{12}時可能產生一個副作用，就是精神亢奮後在跟別人講話時，容易有不能自我控制的衝動，也就是會口不擇言，可能得罪人。若是有此反應者，可以在服用B_{12}時同時服用 N-乙醯葡萄糖胺（N-acetyl cysteine or NAC）加以中和其副作用。其原因是絕大多數缺少B_{12}的人，也同時缺乏「谷胱甘肽」glutathione（GSH），而NAC是產生glutathione的先驅元素（precursor）。

在8種B群維生素中，若是要準確地分辨出缺少哪種，非要經過驗血才能辦到。單項B維生素的補充必須非常謹慎，應由醫師指導下進行。因為超量的單項B維生素會造成身體的傷害，也有些人對某些單項的B維生素過敏，過量的B_2加上日光照射可能會造成對肝臟的傷害，加重白內障及細胞內基因的異變。過量B_3也可能對肝臟造成傷害。有些人對B_6敏感，過量B_6維生素也會產生稀釋血液所引起的問題，更會影響血壓、血糖的變化。

B_6對心臟、血管等均能產生影響。過量的E維生素可能造成身體內部出血。過量的B_{12}或NAC可能使某些人胃部不適。

總而言之，應按照醫師及營養師的指示，補充時應採用絕對安全的劑量，不要過量，以免造成傷害。

增強肝臟、膽臟功能，化解膽結石：

可考慮採用膽鹼及纖維糖 （choline & inositol）、卵磷脂、深海魚油、EPA(eicosapentaenoic acid)及DHA(docosahexaenoic acid), DHA的俗名叫做「腦黃金」。素食者可用植物性的DHA來取代魚油。以上幾種營養素均被認為是非常安全，只要按照瓶身上指示服用，應無大礙。基本上這些幾乎都是食品，安全性較高。

減少壞膽固醇、三酸甘油脂，增加好膽固醇：

改變飲食習慣，多吃蔬果魚類，少吃紅肉及高脂肪食物。運動是增加好膽固醇（HDL）及減少壞膽固醇（LDL）的最佳辦法。最安全的運動就是步行，每天最好能步行一小時。至於維生素方面，人體實驗證明維他命B_3（niacin）是對減低血脂，增加好膽固醇（HDL）非常有效的維生素，在兩星期服用適量的

B_3後，好膽固醇增加了15%，總膽固醇也降低了10%。當然要注意B_3的用量，不要超過安全標準。過量的B3有時會使人突然暈倒，後果可能很嚴重，因此不可不謹慎。

改善酸性體質：

人體體液應為弱鹼性（pH7.4）為佳，以酸鹼度（pH）來說，7是中性，所以人體的pH值應當在7以上。酸性體質容易引起疾病，癌細胞比較喜歡酸性液體，卻不易在鹼性液體下生存。可使用唾液檢驗紙（藥店有賣）來檢查自己的pH值，若發現是偏酸性的，應該適當改善飲食，增加鹼性食物，減少酸性食物的攝取。紅肉為酸性食物的代表，所有的蔬果均是偏鹼性的。

增強視力，改善眼睛健康：

在維生素方面，葉黃素、玉米黃素、胡蘿蔔素，維生素A、C、E，DHA及深海魚油，還有鋅（zinc），銅（copper）均為幫助眼睛視覺的營養素。應在醫師，營養師指導下服用。

預防流感及流感後的輔助療法：

當然每年最好去打流感預防針，但有時流感病毒會變異，

還是有可能被感染。最新的研究發現槲皮素（quercetin），一種黃酮化合物，有對抗多種病毒的作用，對於同屬於核糖核酸（RNA）的流感濾過性病毒有不錯的效果，在流感期間，可考慮採用槲皮素來預防及輔助治療。

防癌及抗癌的維生素：褐藻糖膠（fucoidan）

在今天這個聞癌色變的時代，褐藻糖膠是一種不錯的防癌保健維生素。褐藻糖膠也是一種由海洋藻類所萃取出的維生素。它具有誘導癌細胞凋亡作用的功能，是目前熱門的維生素之一。蝦紅素的原料「雨生紅球藻」是紅色的藻類，而「褐藻糖膠」則是來自褐色的藻類，兩者均來自於海洋。

科學家們一直覺得人類健康的答案來自海洋，海洋中有豐富的寶藏，而我們可能僅僅剛開始發現少數由海洋中萃取出有價值的維生素。

保持身體攝取保健品的空倉期

吃營養品若能保持一個空倉期為最好。我們吃的保健品有不少元素是重覆的，若是要精確計算每一種營養品，如維他命、礦物質、胺基酸及微量元素的每日服用量，將是一項非常

煩雜的大工程，同時我們又從日常食物中攝取了不定量的各種營養素，其中很可能有多項重覆及過量的攝取，這樣一來，不但增加了身體吸收這些養份的負擔，而且也有可能在某些元素上攝取過量，對身體非但無益，反而有害，因此保持一個定期的空倉期絕對有其優越性。因為若是身體裡面某種必要的元素，長期被維生素提高了以後，身體為了要維持這個元素正常的份量，便會自然去調節這個元素的生產量，這種情形被稱為「自我平衡」或「動態平衡」（homeostasis）。

因為這些原因，個人一直保持著每週一日禁食的養生習慣。嚴格講起來，也不能算是完全百分之百的禁食，只是除去喝水以外，僅服用一些流體飲品，一天當中不吃任何其他食物。一般早餐是牛奶或豆漿一杯，午餐是果汁一杯，晚餐是豆漿或米漿一杯。同時禁食的這一天也不吃任何營養品及維他命等，也就是說，除去喝水以外，僅以三杯飲料度過一天，讓身體有一個休息的期間，這樣既能緩和任何一種營養品補充過度的壞處，也可讓腸胃、肝臟、腎臟及消化系統、排泄系統的負擔大為減輕，待第二天正常飲食時再恢復吃營養品。

我發現這樣做對身體只有好處沒有壞處，算下來在一年中有52天不吃任何營養品。在禁食的那一天，要保持心情平靜愉快，

不要做太多體力負荷過重之事，也不要去做健身運動，僅以輕鬆步行來代替，待禁食過後第二天再恢復正常飲食及作息。

總之，補充營養，要以體檢報告為準，再仔細與醫師及營養師討論後再行動，每三個月或六個月要重新評估，即時調整，循序而行，方為上策。

第 17 章

商界對蝦紅素的應用

● 內服外用合併效益大

1.大量使用在養殖業、家禽畜牧業。對防止病毒、提高產量及產品品質有很大助益。

2.使用在食品加工業作為紅色染劑，是紅染二號（red dye II）以外的主要紅色染色劑，在1999年已經被 WHO 及美國 FDA 所認可。

3.在日本及歐美的很多化妝品公司，均大量採用蝦紅素作為其化妝品的添加劑。產品包括面膜、面霜、洗潔霜、口紅、去皺紋霜及保濕霜等等，尤其是使用在防曬霜方面非常之多，但若能內服和外用合併使用，則防曬效果最佳。

4.保健及醫療產品，主要是給人作為保健維生素，由「雨生紅球藻」培養所萃取的，多以膠囊（softgels）產品問世。也有保健口服液、牙齦保護劑及運動飲料等，另外還有製成針劑，專門用在醫務治療方面的產品。

後記

　　這是一本100％在蘋果手機上寫下的作品。在自序中已聲明，這本書是由一個蝦紅素使用者來陳述其使用的經驗，加上自行研究的心得，介紹給一般對保健有興趣的讀者，是一本非學術性、非專業性的作品。本書的對象是：所有對自己健康關心的人們。不論您年齡多大，一定能夠從書中獲取對健康的重要信息，從而為自己的健康長壽做好準備。

　　在我完成此書的過程中，獲得一項重要的心得，就是在研究及檢視網路資訊之時要特別當心。絕對不能輕易相信其內容。所以一般來說，若沒有仔細推敲，在網路上尋找資料，所得到的很可能是片斷的、殘缺的、有時甚至是錯誤的訊息。即使是學術性的報告，也有很多是由廠家支持的，他們不可能贊助一個對其產品負面觀點的研究。所以每項資料均必須前後反覆檢驗，多方求證，才能擷取關鍵重點。此書是2014年春天開始籌備，秋末完成。

　　這本書的主要部份，是在台北市立圖書館完成的。在圖書館裡寫作非常方便，隨時可查資料，也可用電腦上網查詢。

本書也有一小部份是在新生南路的「品湛咖啡館」裡寫的。我有早上喝咖啡的習慣，咖啡館的環境很適合我一個人，消磨上一、兩個小時，寫一點東西。每天晚上在家再花一至兩小時，用在修改及查證上面。

完稿後，首先要感謝太太的鼎力相助，在她繁忙的日常生活中，抽出時間，細心地為原稿作修正及校對，同時提供了許多寶貴的改進意見，為本書增色不少。

最後要感謝我的同學李漢忠，一把拉我進入了蝦紅素的世界。他提供了很多資料，有些關鍵性問題也是借助他的化學專業，向他請教後而定論，使我在化學理論方面受益匪淺，特此致謝。

此書初版在年內匆忙付梓，其中欠缺疏漏之處在所難免，還望各界高明不吝賜教，在下不勝感激。若您對本書有任何建議，請直接和我聯絡。電子信箱：

Henry.Wang.9999@gmail.com

在本書（增訂版）中增加了一章，另外有些章節中也增加了一些新的內容及作了一些修改，新增的一章「蝦紅素乃萬補之源」中，略為涉及對維生素的攝取。

參考資料

1.丹羽芳男 《現代病患者80%可治癒》

2.丹羽芳男、加藤襄二共著 《醫院治不好的病自己治癒》

3.丹羽靭負 《預防自由基激增的飲食》

4.池澤夏實 《自由基決定您的壽命長短》

5.喬長誠 《超級抗氧化劑蝦紅素》

6.Keywords in：http://www.wikipedia.org

Georg Hegel	Inha University, Korea
Denham Harman	Carl Pfeiffer
Georges Lemaître	Kangwon University
Jeanne Calment	Dementia
Jiroemon Kimura	Parkinson's
Chad	ALS
Richard Kuhn	Alzheimer's
Paul Ehrlich	Superoxide Dismutase
Steve Jobs	Carotenoid
Warren Buffett	Basil Weedon
William Gates, III	Haematococcus pluvialis
Gifu University, Tanaka	Beta Carotene
Leonard Hayflick	Lycopene
Mozambique	Lutein
Maputo	Zeaxanthin
Daniel Kahneman	Curcumin
Linus Pauling	Turmeric
Ortho-molecular	Blood Brain Barrier

Blood Retina Barrier	Triglycerides
FDA	H. pylori
WHO	Aflatoxin
Dr. Oz Show	Scleroderma
Cyanotech	Ileum
Carpal Tunnel Syndrome	Bioaccumulation
Cortisol	Saw Palmetto
Lactic Acid	Osaka University
LDL	Tohoku University
HDL	Creighton University

7.Preuss HG, Echard B, Yamashita E, Perricone NV. High Dose Astaxanthin Lowers Blood Pressure and Increases Insulin Sensitivity in Rats：Are These Effects Interdependent？. Int J Med Sci 2011；8（2）：126-138. doi：10.7150/ijms.8.126.

8.Do We Need $75,000 a Year to Be Happy？
A new study by Princeton University researchers puts a figure on happiness：$75,000 a year By Belinda Luscombe Monday, Sept. 06, 2010
Psychology Today 2011-2014
Int J Med Sci 2011；8（2）：126-138. doi：10.7150/ijms.8.126

9.Astaxanthin decreased oxidative stress and inflammation and enhanced immune response in humans
Authors：J. S. Park, Chyun, Y. k., Kim, L. L., Line, B. P. Chew

10.High Dose Astaxanthin Lowers Blood Pressure and Increases Insulin Sensitivity in Rats：Are These Effects Interdependent？
Harry G. Preuss, Bobby Echard, Eiji Yamashita, Nicholas V. Perricone

11.Astaxanthin：44 Research Abstracts, Mol Cells. 2003 Aug 31;16（1）：97-105

12.Fassett, Robert G., et al. Astaxanthin：A Potential Therapeutic Agent in Cardiovasular Disease. Marine Drugs Review, 2011, 9, 447-465；doi：10.3390/md9030447. Oct 16, 2012. Larissa Long

13.Comhaire FH, et al. The role of food supplements in the treatment of the infertile man. Reprod Biomed Online 2003；7（4）：385-91.

14.Comhaire FH, et al. Combined conventional/antioxidant "Astaxanthin" treatment for male infertility：a double blind, randomized trial. Asian J Androl 2005；7（3）：257-62.

15.Reasons to Take Astaxanthin Every Day,Suzy Cohen, R.PH. 02/28/13 03：29 PM E

16.Iwasaki Tsuneto, Tahara Akihiko. Effects of Astaxanthin on Eyestrain Induced by Accommodative Dysfunction. Journal of the Eye VOL.23；NO.6；829-834（2006）

17.Nagaki Yasunori et al. The Effect of Astaxanthin on Retinal Capillary Blood Flow in Normal Volunteers. Journal of Clinical Therapeutics & Medicines Vol.21；No.5；537-542（2005）

18. Aoi, et al, 2003. Astaxanthin limits exercise-induced skeletal and cardiac muscle damage in mice. Antioxid Redox Signal. 2003 Feb；5（1）：139-44.

19.Curt L. Malmsten and Ake Lignell. Dietary Supplementation with Astaxanthin-Rich Algal Meal Improves Strength Endurance. A Double Blind Placebo Controlled Study on Male Students. Carotenoid Science, Vol.13, 2008 ISSN 1880-5671.

20.Ikeuchi M, Koyama T, Takahashi J, Yazawa K. Effects of astaxanthin supplementation on exercise-induced fatigue in mice. Biol Pharm Bull. 2006

Oct；29（10）：2106-10.

21.Fassett, Robert G., et al. Astaxanthin：A Potential Therapeutic Agent in
Cardiovasular Disease. Marine Drugs Review, 2011, 9, 447-465；doi：
10.3390/md9030447.

22. Astaxanthin vs placebo on arterial stiffness, oxidative stress and
inflammation in renal transplant patients （Xanthin）：a randomised
controlled trial.
Fassett RG, Healy H, Driver R, Robertson IK, Geraghty DP, Sharman JE,
Coombes JS. BMC NepHrol. 2008 Dec 18

23.Astaxanthin decreased oxidative stress and inflammation and enhanced
immune response in humans. Park JS, Chyun JH, Kim YK, Line LL, Chew BP.
Nutr Metab（Lond）. 2010 Mar 5；7（1）：18.

24.Astaxanthin supplementation does not attenuate muscle injury following
eccentric exercise in resistance-trained men.
Bloomer RJ, Fry A, Schilling B, Chiu L, Hori N, Weiss L. Int J Sport Nutr Exerc
Metab. 2005 Aug；15（4）：401-12.

25.Combined conventional/antioxidant "Astaxanthin" treatment for male
infertility：a double blind, randomized trial.
Comhaire FH, El Garem Y, Mahmoud A, Eertmans F, Schoonjans F, Asian J
Androl. 2005 Sep；7（3）：257-62.

26.Safety of an astaxanthin-rich Haematococcus pluvialis algal extract: a
randomized clinical trial.
Spiller GA, Dewell A. J Med Food. 2003 Spring;6（1）：51-6.

27.Chew, B.P. et al., A comparison of the anticancer activities of
dietary â-carotene , canthaxanthin and astaxanthin in mice in vivo,
Anticancer Res., 19, 1849, 1999.

28.Naguib, Y., Pioneering astaxanthin, Nutr. Sci. News, 6, 58, 2001. 27

29.Guerin, M., Huntley, M.E., and Olaizola, M., Haematococcus astaxanthin：
applications for human health and nutrition, Trends Biotechnol., 21, 210,
2003.

30.Lorenz, R.T. and G.R. Cysewski, Commercial potential for Haematococcus
microalgae as a natural source of astaxanthin, Trends Biotechnol., 18, 160,
2000.

31.Naguib, Y.M.A., Antioxidant activities of astaxanthin and related carotenoids,
J. Agric. Food Chem., 48, 1150, 2000.

32.Bagchi, D., Oxygen free radical scavenging abilities of vitamins C,
E, a-carotene , pycnogenol, grape seed proanthocyanidin extract,
astaxanthin and BioAstin® in vitro, Final Report to Cyanotech Corporation,
Creighton University School of Health Sciences, Omaha, Nebraska, 2001.

33.Nakano, T. et al., Effect of astaxanthin rich red yeast （PHaffiarhodozyma）
on oxidative stress in rainbow trout, Biochim. BiopHys. Acta, 1426, 119,
1999.

34.Bell, J.G. et al., Depletion of á-tocopHerol and astaxanthin in Atlantic
salmon （Salmo salar） affects autooxidative defense and fatty acid
metabolism, J. Nutr., 130

35.Sun, S. et al., Anti-tumor activity of astaxanthin on Meth-A tumor cells and its
mode of action, FASEB J., 12, A966, 1998.

36.Kim, H.W., Park, J.S., and Chew, B.P., â-carotene and astaxanthin inhibit
mammary tumor cell growth and induce apoptosis in mice in vitro, FASEB J.,
15, A298, 2001. 39

37.Jyonouchi, H. et al., Antitumor activity of astaxanthin and its mode of action,
Nutr. Cancer, 36, 59, 2000.

38.Tanaka, T. et al., Chemoprevention of mouse urinary bladder carcinogenesis by the naturally occurring carotenoid astaxanthin, Carcinogenesis, 15, 15, 1994.

39.Yang, Z. et al., Protective effect of astaxanthin on the promotion of cancer metastases in mice treated with restraint-stress, J. Jpn. Soc. Nutr. Food Sci., 50, 423, 1997.

40.Kurihara, H. et al., Contribution of the antioxidative property of astaxanthin to its protective effect on the promotion of cancer metastasis in mice treated with restraint stress, Life Sci., 70, 2509, 2002.

41.Bennedsen, M. et al., Treatment of H. pylori infected mice with antioxidant astaxanthin reduces gastric inflammation, bacterial load and modulates cytokine release by splenocytes, Immunol. Lett., 70, 185, 1999.

42.Dore, J.E., Safety profile：BioAstin® natural astaxanthin, Technical Bulletin Ax-072, Cyanotech Corporation, Kailua-Kona, Hawaii, 2002.

43.Spiller, G.A. and Dewell, A., Safety of an astaxanthin-rich Haematococcus pluvialis algal extract：a randomized clinical trial, J. Med. Food, 6, 51, 2003.

44.Clark, R.M. et al., A comparison of lycopene and astaxanthinabsorption from corn oil and olive oil emulsions, Lipids, 35, 803, 2000

45.ASTAXANTHIN Seafood's Ultimate Supernutrient ByWilliam Sears, MD 2013

46.ASTAXANTHIN Natural Astaxanthin：King of the Carotenoids By Bob Capelli with Gerald R. Cysewski, PhD. 2008-2011.

47.Astaxanthin, cell membrane nutrient with diverse clinical benefits and anti-aging potential. Paris Kidd, PhD 2011

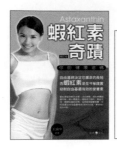

國家圖書館出版品預行編目資料

蝦紅素奇蹟：你的健康密碼 / 王渝中著. -- 初版.
-- 新北市：金塊文化，2017.03
160面；17 x 22.5公分 -- (實用生活；32)
ISBN 978-986-93223-9-3(平裝)

1.健康食品

411.3　　　　106002442

實用生活32

蝦紅素奇蹟──你的健康密碼 增訂版

金塊 文化

作　　　者：王渝中
發　行　人：王志強
總　編　輯：余素珠
美 術 編 輯：JOHN平面設計工作室

出　版　社：金塊文化事業有限公司
地　　　址：新北市新莊區立信三街35巷2號12樓
電　　　話：02-2276-8940
傳　　　真：02-2276-3425
E－mail：nuggetsculture@yahoo.com.tw

匯 款 銀 行：上海商業銀行 新莊分行（總行代號011）
匯 款 帳 號：25102000028053
戶　　　名：金塊文化事業有限公司

總 經 銷：商流文化事業有限公司
電　　　話：02-55799575
印　　　刷：大亞彩色印刷
初 版 一 刷：2017年3月
定　　　價：新台幣260元

ISBN：978-986-93223-9-3（平裝）
如有缺頁或破損，請寄回更換
版權所有，翻印必究（Printed in Taiwan）
團體訂購另有優待，請電洽或傳真

金塊💙文化

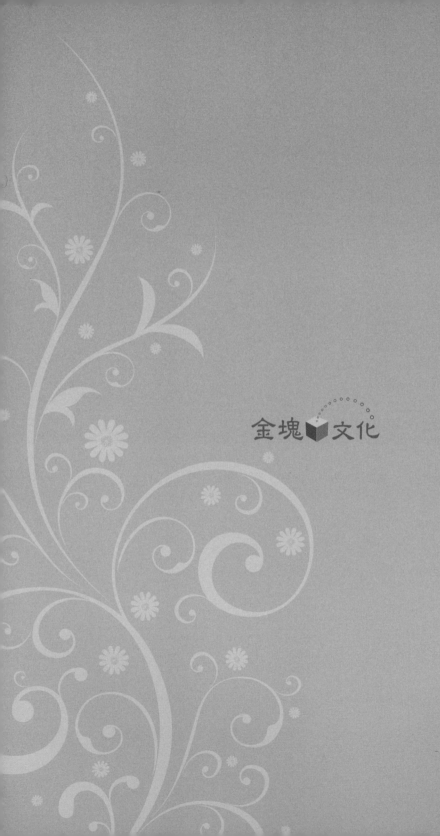